がんとともに、自分らしく生きる

希望をもって、がんと向き合う「HBM」のすすめ

がん研有明病院 院長補佐
乳腺内科部長 腫瘍内科医
高野利実

きずな出版

はじめに
がんになっても、幸せをめざす

この本を手に取って、ページを開いたあなた。ご自身ががんと向き合っている方、がんを克服《こくふく》した方、ご家族やご友人のがんと向き合っている方、がんと向き合ったことはないけど、これからのことが不安な方、いろいろな立場で、いろいろな想いを抱《いだ》いて、この文章に目を通しておられることと思います。

この本は、「がん」という病気が持つ「イメージ」に惑《まど》わされることなく、その病気と、「自分らしく」向き合っていただくために、腫瘍《しゅよう》内科医が書いた本です。

この本には、「夢の新薬」が華々しく紹介されていたりはしません。「患者よ、がんと闘うな」とか、「がんで死ぬのはもったいない」といった、ズバッと言いきる、刺激的な言葉が出てくるわけでもありません。

でも、夢の新薬に頼らなくても、刺激的な言葉を信じなくても、誰もが、「幸せ」「希望」

「安心」を手にすることができるはずで、本当の医療というのは、そのためにあります。

これがあなたの「幸せ」ですよ、とか、ここに「希望」がありますよ、とか、これがあればもう「安心」ですね、とか、そんな簡単にお示しできるものではありませんが、本当の「幸せ」「希望」「安心」は、医者から与えられなくても、すべての人が、もともと、普通に持っているものなのだと思っています。がんという病気の「イメージ」によって、それが見えなくなっているだけなのかもしれません。

一人ひとりが、自分なりの「幸せ」「希望」「安心」を取り戻し、じわっと感じていただきたい。そんなことを願いながら、この本を書きました。

私は（出版社の方には怒られてしまうかもしれませんが）、この本が売れなくても、話題にならなくても、それでいいと思っています。この本をたまたま手に取ったあなたに、少しでも、「幸せ」「希望」「安心」を感じてもらえたら、それだけで満足です。

抗がん剤論争はおしまいにしましょう

「抗がん剤は効かない」「がんは放置すべき」

「いや、抗がん剤は効く」「がんは放置してはいけない」

いま巷《ちまた》では、抗がん剤の是非を問う論争が起きています。

詳細についてはあとで紹介しますが、科学的な議論の枠《わく》を超えて、お互いの人格をののしり合うような、不毛な議論に終始しています。

私は、抗がん剤治療を専門とする腫瘍内科医ですので、抗がん剤が効くことも、限界があることも、よく知っていますが、抗がん剤が素晴らしい薬なのか、悪魔の毒薬なのかを、一般論として白黒つけることに興味はありません。

あなたにとってプラスになるなら、抗がん剤を使えばいいし、あなたにとってマイナスになるなら、抗がん剤を使わなければいい、ただそれだけのことです。

抗がん剤は、すべての人にプラスになるわけでもないし、すべての人にマイナスになるわけでもないのに、そのどちらなのか、という不毛な議論が、患者さんの想いとは別のところで、延々《えんえん》と繰り返されているわけです。

抗がん剤論争なんてどうでもいい。それよりも、いま、みんなで考えなければいけないのは、一人ひとりの患者さんが「幸せ」「希望」「安心」を感じられるような医療のあり方、自分らしく生きるための、がんとの向き合い方なのだと、心から思います。

「ＨＢＭ」(人間の人間による人間のための医療)のすすめ

医療の主体は「人間」であり、医療の根拠となるのは「人間の想い、価値観、語り合い」であり、医療の目標は「人間の幸せ」です。当然のことを言っているつもりですが、現代医療では、それが忘れられがちな気がします。

私は、そういう、本来あるべき「人間の人間による人間のための医療」を、「ＨＢＭ」と名づけました。

「人間に基づく医療（Human-Based Medicine）」の頭文字をとったものです。サブタイトルにある「ＨＢＭ」の3文字を見て、最先端の治療法や夢の新薬を想像された方もおられるかもしれませんが、そんな特別な医療のことではなく、すべての患者さんの手の届くところにある、ごくごくありふれた医療のことです。

ただ、ありふれているとはいえ、患者さん自身の「その人なりの幸せ」は、医者から簡単に提示できるようなものではなく、「これがＨＢＭだ！」と、はっきりと定義はできません。患者さん一人ひとりに、その人なりの医療のあり方があるはずで、それがＨＢＭの姿です。本書で紹介されている、いろんな患者さんの想いをお読みいただきながら、ご自身のＨＢＭを考えていただきたい、というのが、私の願いです。

「抗がん剤」は、苦しむために使うわけではありません

抗がん剤というと、髪の毛が全部抜けてしまう、吐き気がひどくて吐き続ける、白血球が減って怖い感染症にかかってしまう、などの副作用をイメージする人は多いと思います。最近は、副作用をコントロールする薬や対処法も発達していて、つらさは、いくらか軽減していますが、それでも、抗がん剤がきつい治療だというのは間違いないでしょう。

では、なぜ、そんな薬を使うのでしょうか？

つらいだけの薬であれば、それはたしかに、「悪魔の薬」ですし、患者さんを苦しめるために、そんな薬を使うのだとしたら、そんな医師は、悪魔です。でも、ほとんどの医師は、悪魔なんかではなく、患者さんにプラスになると考える場合に限って、抗がん剤を使っています。

いま受けている治療がつらいだけで、それを上まわるプラスがあるとは思えないという

方は、その治療をやめたほうがいいでしょう。あるいは、担当医の説明が十分でない可能性もありますので、その治療で何が得られるのかを、いま一度担当医に確認することをおすすめします。

抗がん剤に限らず、すべての医療行為には、いい面（プラス）と悪い面（マイナス）があります。大事なのは、プラスとマイナスのバランスであって、マイナスがあっても、それを上まわるプラスがあるのなら、その治療を行うことで、総合的にプラスになることが期待できるわけです。

この、プラスとマイナスをどう予想し、どう受けとめ、そのバランスをどう判断するかが重要です。

受けとめ方は、一人ひとりの価値観で違うでしょうし、事前に予想しても、結局は、やってみないとわからないですし、プラスかマイナスかのバランスが微妙であることもよくあります。そんななかで、どうやって治療方針を選択していくのか、というヒントが、この本には書かれています。

重要なのは、プラスとマイナスのバランスであって、プラスだけを強調したり、マイナスだけを強調したりするのは、適切ではありません。

ましてや、プラス派とマイナス派が、患者さんそっちのけで、喧々諤々《けんけんがくがく》の議論をしているのは、いただけません。そんな不毛な議論に惑わされることなく、自分らしく生きるための目標に向かって、最善の医療を選んでいきましょう。

抗がん剤を使うかどうかよりも、何のために使うかが重要です

抗がん剤を使いたくないのであれば、無理に使う必要はありません。

患者さんのなかには、「がんになったら抗がん剤を使うのが当然」と思っている方も多いようで、「たとえどんなにつらくても、抗がん剤を使い続けるしかない」という方もおられます。

そういう患者さんに、「そこまでして抗がん剤を使いたいのは、どうしてですか？」「何のために抗がん剤を使うのでしょうか？」と聞いてみることがありますが、「だって、抗がん剤をあきらめたら、絶望しかないじゃないですか。私にとっては、抗がん剤が希望のすべてなんです」といった答えが返ってきます。

何かのためというのではなく、いわば、「治療のための治療」として、抗がん剤が使われ

ているということです。

抗がん剤論争もそうなのですが、みんな、「抗がん剤を使うか使わないか」にこだわりすぎているような気がします。

抗がん剤を使うかどうかを考える前に、まず考えるべきなのは、「何のために治療するのか」という、治療目標です。たとえば、「一日でも長く生きたい」「残された時間をできるだけ穏やかに過ごしたい」「子どもが大きくなるまでは元気でいたい」「生きがいにしてきた仕事を続けたい」といったことです。治療目標は、これからの時間をどう過ごしたいかという想いから導かれるもので、患者さん一人ひとり、さまざまです。

治療目標があって、それに近づけるなら抗がん剤を使えばいいし、それに逆行してしまうのなら、抗がん剤は使わないほうがいいわけです。治療目標を考えることなく、抗がん剤を使うか使わないかを考えるというのは、順序が逆です。

まず、「これから、どのように過ごしていきたいか」「何を大事にしたいのか」を考えてみてください。抗がん剤を使うかどうかを考えるのは、そのあとです。

どんな状況でも、患者さんを放置することはありません

抗がん剤を使わないとなると、「抗がん剤をあきらめるなんて、もう絶望だ」とか、「担当医から見捨てられてしまった」というふうに思う患者さんもおられるようです。

でも、抗がん剤を使おうと使うまいと、治療目標に向かって最善の医療を行うという姿勢には、何ら違いはありません。抗がん剤を使わないというのは、自分らしく生きるためにはそのほうがよいからであって、何かをあきらめたわけでも、見捨てられたわけでも、絶望的だというわけでもありません。

抗がん剤を使っているときも、そうでないときも、「緩和《かんわ》ケア」という大事な医療があります。抗がん剤ががん治療の中心だと思っている方が多いようですが、私は、緩和ケアこそが医療の中心であり、もっと言えば医療そのものであって、抗がん剤はそれに付属するものだと考えています。緩和ケアについては、誤解も多いので、この本でもじっくり説明するつもりです。

抗がん剤治療を行わないことを「がん放置療法」と呼ぶのだとすれば、そういう意味で

は、「がん放置療法」も重要な選択肢です。

でも、「がん放置療法」を提唱している近藤誠さんは、緩和ケアにも否定的で、病院には近づかないほうがよいという言い方をしていて、実際に、進行がんを抱えながらも、医療を避けている患者さんがおられるようです。これは、「がん患者放置」に他なりません。

私は、抗がん剤を使わないことがあるとしても、患者さんを苦しめているものを放置することはありませんし、患者さん自身を放置することも、けっしてありません。

もし、この本を手に取ったあなたが、医療を避けて引きこもっているのだとすれば、よく考えて、医療機関にかかることをご検討ください。

医療を避けてしまったことについて、医者から何か言われるのではないかと心配かもしれませんが、私のところに来ていただければ、これまでの選択についてとやかく言ったり、受けたくない治療を無理やりすすめたりすることなく、あなたの想いにそって、これからの過ごし方をサポートさせていただきます。私に限らず、多くの医者がそう思っているはずです。

ご家族やご友人で、引きこもっている患者さんを知っている、という方がおられたら、ぜひ、ご本人にこのメッセージを伝えてください。この場を借りて、強くお願いします。

「医療は人間の幸せのためにある」というのが、医療の原点であり、それは、病気を抱えていようといまいと、病状がどうであろうと、抗がん剤を使っていようといまいと、けっして揺《ゆ》らぐことはありません。

すべての人間の、その人なりの幸せを願って、本書を、がんと向き合う皆さんに捧《ささ》げます。

第1章　がんとともに生きるということ

がん患者一人ひとりの想い

第2章 私が腫瘍内科医になったわけ

治らない病気と向き合うということ

第3章
ＨＢＭ 人間の人間による人間のための医療
医療は人間の幸せのためにある

第4章 「がん難民」にならない考え方

いつでもそこにある緩和ケア

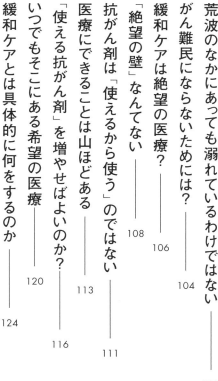

第5章

情報の波に乗るために

EBMのルールを知り、自分にプラスとなる選択を

第6章 リスクとベネフィット

がん検診の利益と不利益のバランスを考える

第7章 近藤誠さんの主張を考える

不毛な抗がん剤論争を超えて

おわりに

がんとともに、自分らしく生きる

希望をもって、がんと向き合う「ＨＢＭ」のすすめ

本書は、読売新聞に連載された
「がんの診察室」(2012年2月3日〜4月28日)と、
読売新聞の医療サイトyomiDr.に連載された
「がんと向き合う〜腫瘍内科医・高野利実の診察室」
(2012年8月8日〜2013年12月30日)を
大幅に加筆、編集したものです。

第1章

がんとともに生きるということ

がん患者一人ひとりの想い

抗がん剤は元気になるために使うもの

「抗がん剤を始めてから、日に日に元気になっています」

通院で抗がん剤治療を続けている高井和子さん（仮名、65歳）。体調が改善して活動範囲が広がっていることを、いつも笑顔で報告してくれます。

でも、2年半前、初めてお会いしたときの高井さんは、首から脇の下に広がる巨大な腫瘍のせいで、頭を動かすのも、物を飲み込むのも、声を出すのも大変な状況で、先行きの見えない不安にかられていました。

高井さんは、11年前に乳がんの手術を受け、その後経過観察《けいかかんさつ》されていましたが、7年前に肺への遠隔転移《えんかくてんい》が見つかりました。

ホルモン療法を行ったものの効かなくなり、担当医から抗がん剤治療をすすめられましたが、「抗がん剤治療を受けたらボロボロになって死んでしまう」という思い込みがあって、ずっと拒否していました。

担当医からのすすめで私の外来を受診した高井さんに、私は説明しました。

「たしかに、抗がん剤治療にはつらい副作用があります。でも、私たちは、患者さんを苦しめるために抗がん剤を使うわけではありません。つらい副作用があっても、それを上まわる『いいこと』があることを期待しています。とくに乳がんは抗がん剤の効果が得られやすいので、がんとうまく長くつきあうために、抗がん剤を試《ため》してみるというのはどうですか？」

高井さんは、悩んだ末に、ようやく抗がん剤治療を受ける決意をしましたが、そのときはまだ、「苦痛を耐えぬく覚悟で抗がん剤治療に取り組むしかない」という思いつめた気持ちだったそうです。

幸い、抗がん剤はとてもよく効いて、高井さんを苦しめていた症状は日に日によくなっていきました。

耐えぬかなければいけないようなきつい副作用もなく、追いつめられていた高井さんの表情に、穏《おだ》やかな笑顔が見られるようになってきました。

「先生の言う通りに抗がん剤を受けて、本当によかったです」

抗がん剤は「恐ろしい治療」「苦痛に耐えて受けなければいけない治療」と思われがちで

すが、本来は、患者さんの苦痛をやわらげて、元気を取り戻すためにあるものです。

この章では、診察室で出会った数多くの患者さんたちを紹介しながら、治療を怖がりすぎず、頼りすぎず、適度な距離とバランス感覚で、がんとともに生きる道を考えていきたいと思います。

抗がん剤を使わないという選択

「誰のためにやっているのかわからないような治療は、これで最後にしたいです」

15年ほど前、かけだしの医師であった私のところに、東北から定期的に通っていた田中美代子さん（仮名、当時50歳）の言葉です。

最初の乳がんの手術を受けてからの3年間は、局所再発を繰り返し、そのたびに、手術、放射線治療、抗がん剤治療が行われてきました。お正月は3年続けて病院で迎える状況で、身も心も休まるときがなかったと言います。

私の診察室に来られたのは、肺への遠隔転移が見つかって、担当医から、以前使用した抗がん剤を再びすすめられていたときでした。

それまでの抗がん剤治療は標準的なものでしたが、なおも再発をきたしており、田中さんは、「もう、あんなにつらい抗がん剤治療は受けたくない」と考えていました。

でも、担当医は、「抗がん剤をやめたら大変なことになる」と、田中さんの想いを聞き入れてくれなかったそうです。

「担当医との関係を良好に保つためには、抗がん剤を受けるしかないのか」と思い悩む田中さんを見かねて、娘さんが私に相談してきたのです。15年前ですので、いまほどではないですが、乳がんに対して使える抗がん剤の選択肢は、すでにいろいろある状況でした。

田中さんのような患者さんにも、抗がん剤治療を試すのが一般的です。

でも、抗がん剤治療はすべての患者さんに効くわけではなく、副作用は必ずあります。

切羽詰《せっぱつ》まった想いにかられて治療を受けるのではなく、きちんと、その治療の意味を考えなければいけません。

私は、田中さんやご家族とじっくりと話し合い、そして、抗がん剤治療をやめることにしました。

最初に話し合ったのは、「何のために治療をするのか」という、治療目標でした。治療目標は、「抗がん剤をやりぬくこと」でも「担当医との関係を良好に保つこと」でもなく、「家族と過ごす時間を大切にし、抗がん剤の副作用で苦しむことなく、がんとうまくつきあうこと」でした。

治療目標を、本人、家族と共有したうえで、私からは、抗がん剤治療の選択肢を提示し、抗がん剤治療によって期待される効果と、起こりうる副作用について説明しました。

時間をかけて話し合った結果、田中さんは、自分の考える治療目標のためには、抗がん剤をやめるのが一番よいと判断したのです。冒頭の言葉は、このときの田中さんの率直な想いでした。

その後、田中さんは、月1回、東北のご自宅から、東京の私の診察室に、新幹線を使って片道4時間ほどかけて通いながら、大好きな旅行で日本中をめぐり、診察室では、それを楽しそうに報告してくれました。

緩和ケアも積極的に行い、元気な状態を維持《いじ》していましたが、1年半後、病状が悪化して、永眠されました。

ご家族からいただいたメールには、「告別式で使う写真を選んでいると、ここ1年だけで実に多くの写真が出てきました。北海道に九州に京都、ディズニーランドの写真も。母が「がんとともに過ごした時間は、病歴からは想像つかないほど豊かだったと思います」とありました。

抗がん剤の使い方に正解はありませんが、本人、家族、医療者が目標を共有して、納得した選択をすることが何より重要だと思っています。

抗がん剤の効果と副作用のバランス

「いいことも、よくないことも、隠さず教えてもらって、先生と一緒に選んだ治療だから、安心して受けられるんです」

木村学さん（仮名、当時73歳）が、進行した肺がんと診断され、前の病院で、「あと数ヶ月の命かもしれない」と言われ、びっくりして私の診察室にやってきたのは、9年前のことでした。

最初に5ヶ月間行った点滴《てんてき》の抗がん剤治療がよく効いて、その後しばらくは病状の進行もなく落ち着いていましたが、2年後になって、胸水《きょうすい》がたまりはじめ、骨《こつ》転移も見つかりました。

次の治療として、いくつかの抗がん剤治療を検討しましたが、木村さんと話し合って選択したのは、分子標的治療薬のイレッサでした。

分子標的治療薬というのは、がんの発生や増殖や転移にかかわる「分子」のはたらきを抑《おさ》えることを意図して開発された薬剤のことで、21世紀になってから登場した抗がん剤の多くは、分子標的治療薬です。がん細胞も正常細胞も無差別に攻撃するというイメージがある従来型の抗がん剤とは異なり、がん細胞のはたらきだけを抑えることが期待されていますが、分子標的治療薬でも、つらい副作用や、重篤《じゅうとく》な副作用が起きますので、注意が必要です。

イレッサも、登場したときは、マスメディアでも「副作用の少ない夢の新薬」として華々しく紹介されたのですが、その後、肺に重い副作用が起きて亡くなる患者さんが相次ぐと、一転して、「悪魔の毒薬」と呼ばれ、社会問題となりました。

木村さんも、怖い副作用のことだけを繰り返す報道の影響で、この薬に悪いイメージを持っていたと言います。

たしかに、イレッサを使えば重篤な副作用で命を落としてしまう可能性もあるわけですが、副作用のことだけを気にするのではなく、期待される効果（いいこと）と起こりうる副作用（よくないこと）を天秤《てんびん》にかけて、そのバランスを慎重《しんちょう》に判断する必要があります。

イレッサを使うことで約2％の方が副作用で亡くなるとされていますが、これは、肺がんに対する抗がん剤治療では平均的な数字です。

一方、イレッサは、ＥＧＦＲという遺伝子に変異がある方によく効くことがわかっていて、平均して1年以上の延命効果が得られます。

木村さんの肺がんは、このタイプのものでした。

イレッサの効果と副作用の可能性について、あるがままに説明し、木村さんからも、ご自身の価値観や治療目標を語っていただき、じっくり話し合った結果、イレッサを試すという結論になりました。

幸い、重篤な副作用が起きることはなく、イレッサで1年以上病気の勢いを抑えることができました。

木村さんは、その後も、いくつかの抗がん剤治療を受け、穏やかにがんと向き合い、ある初夏の日、いつも通りの穏やかな表情のまま、旅立たれました。「あと数ヶ月の命」と言われて私のところに来られてから6年後のことでした。

「抗がん剤がよく効いて私は運がよかったですが、効かなかったとしても、それはそれで納得できたと思います。私を本当に支えてくれているのは、抗がん剤ではなく、先生との信頼関係ですから」と、おっしゃった言葉が心に残っています。

抗がん剤にすがりつくということ

「抗がん剤をやめるなんて考えられません」

島田理恵さん（仮名、57歳）は、11年前に乳がんの手術と術後の抗がん剤治療を受けましたが、その直後に、骨と肝臓に転移が見つかりました。

それ以後、抗がん剤治療、ホルモン療法、骨への放射線治療などを次々と行ってきました。抗がん剤治療が効いている時期もありましたが、病状は徐々に進んでいます。

これまでに使った抗がん剤は19種類、ホルモン療法は6種類。一度効かなくなった薬を繰り返し使ったり、とにかく、休むことなく治療を続けてきました。

私が病院を転勤したため、ここ数年は別の担当医のもとで治療を受けていますが、ときどき私の診察室に相談にやってきます。

私は、「抗がん剤を使わないほうが、穏やかにいい時間を過ごせるはず」と繰り返しアドバイスしてきましたが、島田さんは、「副作用よりも、何もしないことのほうが耐えられない」と言って、治療を続けることにこだわりました。現在の担当医は、「使える薬はまだある」と、それに応えました。

島田さんは、切羽詰まった想いで「治療のための治療」にすがりつき、身を削《けず》っているようでした。副作用で体調をくずしても、「次の抗がん剤を使うために元気になりたい」といって、副作用がつらいにもかかわらず、抗がん剤が生活のすべてになっていました。

元気になりたいという気持ちは誰もが抱く願いですが、元気になって自分の好きなことをしたい、というのではなく、元気になって次の抗がん剤を使いたいというのです。抗がん剤を使って、またぐったりしてしまうのだったら、使わないほうが元気に過ごせるのではないかと思うのですが、その考え方はなかなか受け入れてもらえません。治療を受けるために元気になり、また、治療のための治療を繰り返す――。これが、抗がん剤の選択肢が無限にある時代の、一つの生きざまなのでしょうか。

でも、先日お会いした島田さんは、いままでにない穏やかな表情でした。

「先生のアドバイスをもう一度よく考えて、治療をやめてみることにしました」

「治療しなくてよいというのがようやく理解できて、気持ちが楽になりました」

とおっしゃっていました。

「これからは家族と一緒の時間を大事にします。こんど桜を見に行くのが楽しみ」

島田さんには、これからの時間、抗がん剤のことで思い悩むことなく、本当の希望を見つけて、穏やかに過ごしてほしいと願っています。

「本当の希望」とは何か？

加藤百合子さん（当時46歳）は、別の病院に入院中の夫（当時47歳）に代わり、セカンドオピニオンを求めて私の診察室にやってきました。

夫は、全身に転移した食道がんに対し、抗がん剤を含むさまざまな治療を受けてきましたが、それでも病状は進行し、担当医から、「もう治療の手立てはないから、家で家族と過ごしたほうがいい」と告げられたそうです。

でも、その言葉を受け入れることができず、「何か残された治療法はないか」と、必死な想いで私のところへ来られたのです。話を聞くと、たしかに、抗がん剤で病状を改善するのは困難な状況でした。

加藤さんは、「1%でも望みがあれば、その治療にかけてみたいんです」と涙を流しながら訴《うった》えました。でも、「1%の望み」が具体的に思い描けているわけではなく、ひたすら、「主人のために何とかしてあげたい」と繰り返しました。

抗がん剤治療をしないという選択肢を受け入れられずに、「治療すること」自体が目的になってしまっているような印象を受けました。

1時間半ほどの対話のなかで、私は、何一つ、加藤さんが求めていた有効な治療を提示できませんでした。逆に、加藤さんの期待していたこととは正反対の、医学の限界について説明したわけです。

「抗がん剤がすべてだと思いつめすぎると、見えなくなってしまうこともあります。ご主人とのこれからの時間で、いちばん大切なものは何か、そのためにできることは何か。その答えは、『抗がん剤』ではありません。抗がん剤を使うことだけが希望だなんて思わず、ご主人に寄り添い、お二人の『本当の希望』を考えてみてはどうですか」

加藤さんは、期待した回答を得られず、最初は、私を問いつめるような感じでしたが、話し合っていくうちに、だんだん穏やかな表情を取り戻していきました。診察室をあとにするとき、加藤さんは泣きはらした顔に微笑みを浮かべて、こう言いました。

「なんだか希望が湧《わ》いてきました。気持ちがだいぶ楽になりました。これからも、主人と一緒に進んでいける気がします。ここに来てよかった……」


その後まもなくして、ご主人は永眠されたそうです。

半年後にいただいたお手紙には、加藤さん自身が精神的に追いつめられて、衝動的に私の診察室を訪れたということ、そして、その日から別れの日まで、穏やかな気持ちで夫に寄り添えたということが書かれていました。

加藤さんがセカンドオピニオンを求めて来られたのは、15年前のことですが、その後も、加藤さんは、私の講演会などがあると、元気な姿を見せてくれます。夫との早すぎる別れの傷が癒《い》えることはないですが、あのセカンドオピニオンをきっかけに、気持ちを切り替えることができ、夫との最後の時間を穏やかに過ごせたことが救いになっているとおっしゃいます。

現在、東日本大震災の影響で避難生活を送っている加藤さんですが、在《あ》りし日のご主人との思い出に、いまも支えられているそうです。

普通の暮らしをしていたい

「がんがあっても普通の暮らしをしていたい」

乳がんの肺転移を抱《かか》える杉村洋子さん（仮名、54歳）が、一貫しておっしゃっている言葉です。

杉村さんは、13年前に乳がんの手術を受け、術後のホルモン療法を受けましたが、6年前に咳《せき》が出るようになり、左右の肺に多発する転移が見つかりました。抗がん剤治療が開始されましたが、肺転移は進行して、咳はひどくなるばかり。2番目の抗がん剤で肺転移は改善しはじめたものの、咳はなかなかよくなりません。治療の意味について、担当医に尋《たず》ねてみても、答えてもらえず、思いつめて、5年前に、私のところに転院してこられました。

「普通の暮らしをする」という目標を確認したうえで、まずは、同じ抗がん剤をきちんと使うことにしました。これがうまく効いて、病気の勢いは落ち着き、咳も出なくなりました。ただ、抗がん剤の副作用で「だるさ」が強くなり、約1年後、よく話し合って、この治療を中止することにしました。

肺転移は消えたわけではありませんので、治療中止には勇気がいりましたが、普通の暮らしを取り戻すためには、総合的に考えて、それがよいと判断しました。

幸い、その後3年以上、病気の進行はなく、副作用からも解放されて、杉村さんは元気に過ごしています。私の診察室には数ヶ月に1回受診し、海外旅行の話などを楽しく報告してくれます。

進行がんと言うと、つらい抗がん剤治療に耐えぬきながら「闘病」するイメージがあり、治療はどこまでも続けなければいけないと思われがちですが、じつは、治療せずに病気が落ち着いている患者さんもいるのです。

「私のように、進行がんとつきあいながら、普通の生活をしているがん患者がいることを知ってほしい」というのが、杉村さんからのメッセージです。

がんのイメージに苦しむ患者さん

「あと3ヶ月の命だと、ずっと思ってきました」

内野英子さん（仮名、66歳）は、10年前に乳がんと診断され、手術と術後の抗がん剤治療を受けました。

その後、「ハーセプチン」という分子標的治療薬とホルモン療法を開始したところで、肺に多発する転移が見つかりました。おそらく、肺転移は、手術を行った時点からあったのだと思われます。

ハーセプチンは、転移を防ぐために、本人が強く望み、わざわざ私のところに転院して始めた治療でしたので、内野さんのショックは相当なものでした。

私は、「肺に転移がある以上、がんを完全になくすのは困難ですが、『がんとうまく長くつきあう』ことをめざしましょう」と説明し、ハーセプチンとホルモン療法を継続することにしました。

この治療がよく効いて、肺転移は縮小し、現在に至るまで9年以上、同じ治療で、病気の勢いは落ち着いています。

転移による症状も、治療の副作用もほとんどなく、乳がんの肺転移としては、この上ないい経過をたどっています。

でも、最初の5年間、内野さんの気持ちは沈んだままでした。

診察のたびに、「私の命はあと3ヶ月」だと繰り返し、私が、「少なくとも数年間は大丈夫」と説明しても、信じてくれません。

少し体調をくずすと「もう最期《さいご》だ」と、さらに落ち込みました。

本人の希望もあって、他院の精神科、心療内科、緩和ケア科などにもかかってもらい、お薬の治療も試みましたが、ふさいだ気持ちがやわらぐことはありません。「がん＝死」といった、がんにまつわる過剰なイメージが、内野さんの心に深く染《し》み込み、苦しめているのです。いくらいい治療をして病気そのものをコントロールできても、この苦しみはなかなか払拭《ふっしょく》できませんでした。

治療から5年が経過した頃から、少しずつ、私の言っていることが嘘でないということを理解してもらえるようになり、最近は笑顔が普通に見られるようになってきました。

内野さんは、「最初の5年間は、常にがんに追いつめられているようで、つらかった」と振り返りつつ、「いまは、いい医療にめぐり合えて、自分は幸せなんだとつくづく感じています。何かあると不安になってしまうのはいまも変わっていないですが、それを落ち着いて受けとめる余裕が出てきました」とおっしゃいます。

内野さんに限らず、がんそのものよりも、がんにまつわるイメージに苦しんでしまう方はたくさんおられます。そういったイメージを払拭するためには、社会全体で取り組む必要があるように感じています。

抗がん剤中止で得られた「効果」

いまから17年前、私が研修をしていた病院に、他の病院で治療中の乳がんの患者さんが受診されました。私が外来で対応したのですが、いまから思うと、これが私にとって、最初の「セカンドオピニオン外来」でした。

小川節子さん（仮名）さんは、当時59歳。49歳で乳がんと診断され、右乳房を切除する手術を受けたあと、10年近くは何事もなく過ごしていましたが、4ヶ月前に骨転移が見つかり、放射線治療を受けているあいだに、肝臓にも転移が見つかりました。

担当医は、「末期がん」と説明し、「あと何年生きられますか？」と聞いた小川さんに対して、「年ではなく、月単位です。6ヶ月ももたないかもしれない。治療しなければ1ヶ月か2ヶ月ですよ」と告げたそうです。

小川さんは、どん底に突き落とされたような気持ちになりながら、自分が世を去ったあとのことを考え、自分の思い出につながるもの、たとえば、アルバム、洋服、身のまわりの持ち物などを一斉《いっせい》に処分し、自分のお墓も用意してから、担当医の提示した抗がん剤治療に臨《のぞ》みました。

行われたのは、乳がんに対して広く使われている標準的な抗がん剤治療でしたが、小川さんはこの治療で、「体が溶けるような苦しみ」を味わいます。「人が死ぬというのは、こういうことなのか」と思ったそうです。

迫《せま》りくる「死」への恐怖と不安に、治療の苦しみが加わり、先が見えない闇のなかを、ただもがいている感じでした。治療の意味や副作用の対処法の説明はなく、次々と起こる副作用で、心も体も疲れ果てていたそうです。

結局、この抗がん剤治療の効果は認められず、担当医から、抗がん剤を変更すると告げられました。そして、次の治療のために入院する前日になって、意を決して私の病院にやってきたのでした。

小川さんは、思いつめた表情で、深い悲愴感《ひそうかん》を漂《ただよ》わせていました。これまでの経過を一通りうかがったあとで、私は、担当医の提示した治療が、標準的なものであることを説明しましたが、小川さんは、いわば「パニック状態」で、私の言葉一つひとつに過敏《かびん》に反応しました。

「私は末期なんです」

「もう1~2ヶ月の命しかないって言われてるんですから……」

小川さんは、医療によって深い傷を負《お》っていました。

ただ、よく話をうかがってみると、がんそのものによる症状はほとんどありませんでした。私は、具体的な治療方針を説明するよりも前に、がんじがらめになった小川さんの気持ちをほどく必要があると感じました。たまたまその日は、時間に余裕があったため、私は、数時間にわたって小川さんとお話ししました。

私からは、必ずしも切羽詰まった状況ではないこと、治療は、がんとうまく長くつきあうために受けるものだということなどを説明し、納得できていない治療は受けなくてもよいのではないかとアドバイスしました。

結局、小川さんは、予定されていた入院を断り、私の外来に通うことになりました。

2週間後、私の外来に来た小川さんは、見違えるような明るい笑顔で、身も心も軽くなったと語ってくれました。

事実上、標準的な治療をやめることにしてしまったわけですので、腫瘍内科医として正しい行為とは言えないかもしれませんが、私は、この2週間で得られた「効果」を目の当《ま》たりにして、抗がん剤でがんを小さくする効果よりも重要なものがあることを実感しました。

その後、小川さんは、ご主人が赴任《ふにん》したブラジルに行き、自らの人生を再び歩みはじめました。アルゼンチンの大平原や南極の氷河《ひょうが》へも旅行に出かけ、その様子は、メールで頻《ひん》繁《ぱん》に報告がありました。

しかし、ブラジルに行ってから数ヶ月たった頃、それまでになかった痛みが出てきて、骨転移の悪化とわかり、小川さんは急遽《きゅうきょ》、帰国します。

それ以後は、私の外来や入院で、痛みのコントロールなどの緩和ケアを行いました。帰国から半年のあいだ、全身状態は少しずつ悪化していきましたが、ご家族の献身的《けんしんてき》なケアもあって、ご自宅で多くの時間を過ごされました。

そして、「あと1～2ヶ月の命」という言葉でどん底に突き落とされてから15ヶ月たった秋の日、ご家族に見守られながら、安らかに息を引き取りました。

抗がん剤治療をやめたことが、小川さんの命を長くしたのか、短くしたのかは、誰にもわかりません。でも、生きた時間の長さ以上に、その時間をどう過ごしたかが重要なのだということは、小川さんの笑顔が教えてくれた気がします。

抗がん剤が人生のすべて？

堀口美加さん（仮名）は40歳のときに乳がんと診断され、手術を受けました。

その後、乳房への再発でさらに2回手術を受け、ホルモン療法や抗がん剤治療が続けられましたが、46歳のときに、骨や卵巣《らんそう》への転移が見つかりました。

堀口さんが、外科からの紹介で私の診察室に初めてやってきたのは、このときです。

初対面の堀口さんは、絶望のどん底にいるような沈んだ表情で、治療に前向きに取り組めるような状態ではありませんでした。

まずは、これまで使っていないホルモン療法を試しながら、堀口さんの不安と向き合いました。

少しずつ表情が明るくなってきたと思った頃、堀口さんは、病状の悪化で緊急入院となり、再び気持ちも落ち込みました。

堀口さんは、悩んだ末、それまで敬遠していた抗がん剤治療に取り組むことにしました。幸い、これがとてもよく効いて、普通の生活を取り戻すことができました。

しかし、半年後、再び病状が悪化します。抗がん剤の種類を替えて試したものの、病気の勢いを抑えることはできませんでした。前の抗がん剤がよく効いていただけに、堀口さんのショックは相当なものでした。

それでも、堀口さんは抗がん剤治療に期待しつづけました。

病状は急速に悪化していて、抗がん剤によって、全身状態がよくなる可能性よりも、全身状態が悪くなり、場合によっては命の長さも短くしてしまう可能性のほうが大きいと予想される状況でしたので、抗がん剤はやらないほうがよいのではないかと説明しましたが、「たとえマイナスになってしまうとしても、どうしても抗がん剤治療をやってほしい」と、次の抗がん剤治療を希望しました。

何度も話し合いを重ねましたが、堀口さんもご家族も抗がん剤治療のことしか考えられない状況で、結局、ご本人の希望通りに抗がん剤を使用し、その後、全身状態が悪化して、47歳で永眠されました。

最初に使った抗がん剤はたしかによく効いて、それによって、6ヶ月ほどの穏やかな時間を得られたわけですが、その恩恵に感謝する余裕もないまま、「次の抗がん剤」にすがりつく気持ちになり、人生の最後の時間は、「抗がん剤をやること」が大きな割合を占《し》めるようになってしまいました。

堀口さんが亡くなってから数週間後、堀口さんを担当した医師、看護師、薬剤師などが集まって、堀口さんに対するケアを振り返るためのカンファランスを開き、抗がん剤が人生におけるすべてであるかのように思い込んでしまった堀口さんに対して、医療者はどうすべきであったのか、2時間にわたって議論しました。

抗がん剤の限界を知ったうえで、抗がん剤を使うかどうかとは別のところにある「希望」を見つけられるような医療が求められるわけですが、それはなかなか難しいものです。でも、難しいとはいえ、その答えは、患者さん一人ひとりの手の届くところにあるような気もします。

堀口さんは、最後の抗がん剤投与の後、短い時間でしたが、抗がん剤とではなく、ご家族と向き合う時間を持てていました。最後の抗がん剤は、効くことはありませんでしたが、家族とともにそれに取り組むというのが、堀口さんなりの最後の生きざまだったのかもしれません。

治療にかける想い

がんという荒波にもまれながらも、それに立ち向かい、たくましく人生を泳ぎきった患者さんがいます。

斉藤久美子さん（仮名）は、１９８７年、32歳のときに乳がんと告げられました。６歳になる長男の子育てに追われ、お腹のなかでは、妊娠８ヶ月になる２人目の男の子が誕生のときを待っていました。

「まさかこの年齢で、がんになるなんて……」とショックを受けた斉藤さんですが、落ち込んでいる暇《ひま》もなく、出産後すぐに、左乳房を切除する手術を受け、術後の抗がん剤治療を受けながら、子育てに追われる日々が続きました。

34歳のときには、骨転移が見つかり、左肋骨《ろっこつ》を1本切除する手術を受けました。その後、しばらく病状は落ち着いていましたが、43歳になって、胸壁《きょうへき》にしこりが出現し、心臓のまわりのリンパ節への転移も見つかります。抗がん剤治療と放射線治療を受けましたが、しこりは増大。セカンドオピニオンを求めた複数の医師から、「手術はしないほうがよい」と言われながらも、自ら担当医に希望して、左肋骨2本と、心臓のまわりのリンパ節を切除する手術を受けました。

手術のあとには、強力な抗がん剤治療を受け、その副作用に耐えながら、「たとえ数パーセントでも効果が期待できるのなら、どんなにつらい治療でも耐えていこう。体力の許す限り、やれることは何でも挑戦しよう」と、自分を奮《ふる》い立たせたといいます。

それでも、相手は手ごわく、転移は全身へ広がっていきました。きつい副作用に体力の限界を感じながらも、「子どもを残して、いま倒れるわけにはいかない」という強い想いから、新しい治療を求め続けました。

2001年1月、斉藤さんは、読売新聞で、乳がんに対する新薬ハーセプチンを紹介する新聞記事を目にします。そこには、ハーセプチンを自己輸入して使っている患者さんが取り上げられ、その担当医である私のことも書かれていました。斉藤さんは45歳、私は医師として3年目のときでした。

斉藤さんは迷う間もなく、私の勤めていた病院に電話をかけてこられ、私が応対しました。私は、電話口で、斉藤さんの壮絶ともいえる治療経過と、新たな治療にかける強い想いをお聞きしました。

「子どものために、なんとしても治療を続けたいんです。いまの抗がん剤は、心臓への負担が限界になるのでこれ以上続けられないと言われてしまいました。まだ使える薬があるなら、何でも使いたい。新聞で紹介されていた新薬もぜひ使わせてください」

ハーセプチンは、「分子標的治療薬」のさきがけで、いまでは、乳がんの約20〜30%を占める「HER2陽性乳がん」に対する標準治療薬として、幅広く使われていますが、当時はまだ承認前でした。

私は、斉藤さんに、検査をして「HER2陽性」とわかれば、ハーセプチンも選択肢に入るが、必ずしも夢の薬ではなく、それで運命が決まるというふうには考えないほうがよいと説明しました。

そして、「がんとうまく長くつきあう」ために、手術と抗がん剤で疲れきった体を休めることを考えてもいいのではないか、「治療のための治療」にこだわるよりも、子どもたちとの時間を大切にしたほうがいいのではないか、と申し上げました。

がんと闘い続けるなかで、「体を休める」なんてことは、考えたことがなかったという斉藤さん。担当医とはまったく違う説明に、最初は戸惑ったそうですが、電話で長い時間会話を交《か》わすうちに、自分の目の前に新たな地平が見えてきて、楽になったといいます。

それまで、自分は崖《がけ》っぷちにいて、治療をあきらめたらおしまいだと思い込んでいたそうです。

1ヶ月ほどたったある日、再び斉藤さんから電話がありました。検査の結果、「HER2陽性」であることがわかったというのです。

斉藤さんは、ハーセプチンを自己輸入し、私の病院で治療を受けることを希望しました。自己輸入の費用は高額で、しかも、斉藤さんのご自宅から東京の病院まで、片道3時間半かかります。毎週通院するというのは割に合わないと説明しましたが、斉藤さんは、こう言いました。

「新薬を使いたいのは確かですが、それ以上に、『がんとうまく長くつきあう』という考え方で、高野先生のもとで治療を受けたいんです」

結局、その後2年間、往復7時間の通院が、毎週続きました。ハーセプチンが承認されたあとも、私のところへ通うことを希望されました。

ハーセプチンは、抗がん剤と併用することが多いのですが、それまでの治療経過をふまえて斉藤さんと話し合い、ハーセプチンのみでの治療を選択しました。

副作用はほとんどなく、抗がん剤で抜けていた髪の毛も徐々に生えそろい、通院で疲れてしまうのではないかという心配とは裏腹に、斉藤さんは時がたつほどに元気になっていきました。

ハーセプチンの効果は限定的でしたが、緩和ケアも行いながら、斉藤さんの治療は続きました。「がんとうまく長くつきあう」という目的に適した治療だったと思います。

この間、斉藤さんは、地元の外科医のもとへの通院も続け、タイプの異なる2人の医師と、率直な意見交換をしながら、治療に取り組みました。

「2人の信頼できる医師の意見を聞きながら治療を受けられるなんて、私は幸せです」

診察室での斉藤さんとの会話は、人間の生と死や、医療の意味にも及びました。彼女が10年以上がんと向き合うなかで深めてきた思索は、どんな教科書よりも多くのことを私に教えてくれました。

お会いしてから3年近くたった2003年末、斉藤さんは、地元の病院で永眠されました。亡くなる少し前に、私は、3時間半の道のりをたどって、彼女のお見舞いに行きました。最後まで笑顔で迎えてくれた彼女に、私は、腫瘍内科医として、よりよき医療を求めていくことを誓いました。

最近になって、斉藤さんが亡くなる直前に知人に託《たく》したという手記が、私のところに届きました。

「いま、私は、死がそう遠いものではないと実感している。やり残したことはたくさんある。でも、心は思い残しのないようにしていきたい」

「担当医と十分にコミュニケーションをとって、いい死に方をさせてほしい。いい死に方なんてないけれど、自分の信頼できる先生と、とことん死について話し合いたいと思っている」

そんな言葉が綴《つづ》られていました。

新聞の小さな記事をきっかけにいただいた、斉藤さんとのご縁。これからも彼女の想いと言葉を胸に、答えのない問いと向き合っていくつもりです。

この章で伝えたかった3つのこと

がんや抗がん剤との向き合い方は一人ひとり違います。抗がん剤を受ける前から拒否する患者さんもいれば、効かない抗がん剤にすがりつく患者さんもいます。

抗がん剤はうまく使って効果が得られれば、「がんとうまく長くつきあう」のに役立つ治療ですが、効果がなかったり、副作用がきつかったりすることもあります。

巷では、「がんと闘うな」とか、「抗がん剤で闘いぬけ」という極端な意見が目立ちますが、実際の現場では、そんなにすっきりと決められるものではなく、私も患者さんと一緒に悩みながら診療をしています。そういう悩みをあるがままに書かせていただきました。

この章で伝えたかったことは、3つあります。

（1）抗がん剤には、いいこともあれば限界もある

医学は進歩して、いい薬もたくさん出てきましたが、現実よりも期待が上まわって、「もっといい治療があるはず」と、満たされない気持ちでいる患者さんも多いようです。限界を知ることで、適度なバランス感覚で治療に取り組めるようになると思います。

（2）これからどう過ごしたいかを考えることがいちばん重要

これからどう過ごしたいか、どのように生きていきたいか、という目標があって初めて、どういう治療が自分に必要なのかが見えてきます。病気は人生の一部にすぎず、治療は病気の一部にすぎません。治療がすべてと思いつめず、人生の目標に向かって、自分のペースで進むことが大切です。

（3）できることは、まだまだある

病状が進んでも、治療に限界があっても、自分らしく生きるためにできることは、まだ

まだあります。どんな状況でも、人生の希望がなくなることはなく、医療は、それを支えるためにあり続けます。

治療よりも大切なこと

この章の冒頭で紹介した高井さんは、当初抗がん剤治療を拒否していたものの、話し合いの結果、「がんとうまく長くつきあう」ために、抗がん剤と分子標的治療薬を使うことになり、これがよく効いて、つらい症状から回復し、日常生活と笑顔を取り戻しました。

高井さんは、その後も、いくつかの抗がん剤や分子標的治療薬を使用し、途中で臨床試験にも参加して、いまも、病気と向き合っています。病状はある程度コントロールできていましたが、最近になって、脳転移が出現するなど、病状の進行も見られています。

高井さんは、進行がんと向き合う患者さんの気持ちを、いつも率直に語ってくれます。想いをつづったお手紙をいただいたこともあります。

「最初の頃は、『なんで、私だけ？』と思うこともありましたが、病気の原因を誰かのせいにしたり、環境のせいにしたりしても、あせりや不満が増えるだけで、何もいいことはありません。現実をしっかりと受けとめて、まわりに感謝しながら生きるほうが、心が豊かになり、気持ちも楽になります」

「『もっといい治療があったらいいのに』と思ったこともありますが、そういう『ないものねだり』は、ネガティブな思考に行きがちです。いまある医療を受けられる幸せに気づくことが大切だと思います」

いつも見せてくれる笑顔の奥底には、幾多《いくた》の苦しみもあったわけですが、そんな高井さんから聞く、「感謝」や「幸せ」という言葉には、重みがあります。

がんの薬物療法は、ここ数十年のあいだに、だいぶ進歩しました。最近は、分子標的治療薬に代表される、新しいタイプのお薬も次々と登場し、進行がんも、ある程度コントロールできるようになってきました。

それでも、進行がんを根治《こんち》させる、すなわち、体全体に広がっているがんを、根こそぎゼロにするのは困難です。一定期間コントロールできても、やがて、命を脅《おびや》かすようになってくるのが、進行がんの現実です。

そんな現実のなかで、どのような距離感で治療に取り組み、病気と向き合えば、希望を持ち、まわりに感謝し、幸せを感じることができるのでしょうか。とても難しい問いですが、私たちがきちんと考えなければいけない、医療の根本的な問いだと思います。

いま私たちは、科学技術の急速な進歩を目の当たりにしています。進化したコンピューター端末が人々の手に行きわたり、宇宙探査機がはるかかなたの天体に到達しています。でも、進行がんの厳しい現実と向き合う患者さんは、ギャップを感じます。

「これだけ科学が進歩しているのに、なんで、私のがんは治せないのだろう」

テレビや雑誌を見れば、がん医療に関する夢のような話もたくさん紹介されています。「画期的な治療法」であったり、「劇的に効く新薬」であったり、マスメディアは、患者さんの気持ちを煽《あお》るように、刺激的な表現で情報を流します。でも、その多くは、科学的根拠が乏《とぼ》しく、のちほど紹介する「エビデンスに基づく医療（ＥＢＭ）」のルールに反した情報で、患者さんの役に立つことは、あまりありません。

根拠の乏しい「夢の治療法」の情報を安易に流すべきではない、という意見を言うと、

「患者から希望を奪うのか」というお叱りをいただくこともあります。でも、「見せかけの希望」にすがりつくことで、「本当の希望」を見失ってしまうことこそ、「希望を奪われる」ことではないかと、私は思っています。

高井さんは、こう言います。

「治療にすがって、『ないものねだり』をしても、気持ちは満たされませんが、現実を受けとめ、現状に感謝の気持ちを持てば、病気や治療以外のことにも目を向ける余裕が生まれます」

「本当の希望」というのは、治療よりも身近なところに、普通にあるものなのでしょう。それに気づくだけの心の余裕が、私たちには必要なのかもしれません。家族や友人とのつながりであったり、仕事であったり、創作物であったり、人生で積み上げてきたもののなかにこそ、「本当の希望」は存在するのであって、それは、治療によって得られる希望よりも、ずっと大きいはずです。

いま受けている治療が効いているのであれば、それに感謝しながら、恩恵を最大限享受《きょうじゅ》すればいいし、効果がなかったとしても、「もう絶望だ」なんて思いつめずに、治療とは別のところにある「本当の希望」を見つめなおせばいいのです。

いま受けられる医療だけでも、「がんとうまく長くつきあう」ことをめざした医療を組み立てることは十分に可能ですし、その医療は10年前の患者さんから見れば、「切望していた10年後の医療」であるわけです。

この10年間の進歩に感謝して、「いい医療を受けられた」と思うか、いまから10年後の医療を夢見て、「十分な医療を受けられなかった」と、「満たされない気持ち」を抱くかは、患者さん自身の心の持ちようなのかもしれません。

「もっといい治療があるはずだ」と思いつづけている限り、「満たされない気持ち」は、どこまで行っても、満たされることはありません。

「テレビで紹介されていたあの治療を受けたい」という患者さんが希望通りの治療を受けても、「アメリカにいたらもっといい治療を受けられるのに」という患者さんが渡米しても、「あと10年長生きできたら、新薬の恩恵を受けられるのに」という患者さんが10年後にタイムスリップしても、結局、「満たされない気持ち」は同じように存在すると思います。

実際、「満たされない気持ち」を抱きながら、悶々《もんもん》と過ごしている患者さんは多くおられます。いくら、抗がん剤で生存期間が延《の》びたとしても、これでは、その恩恵を十分に享受できているとは言えません。

いまの世の中は、「病気が治るか治らないか」「抗がん剤を使うか使わないか」「新薬が使えるかどうか」「治療が効くか効かないか」といった、「病気」や「治療」への視点に偏《かたよ》りすぎているのかもしれません。

もっと人生全体を見渡して、「感謝」や「幸せ」を感じることができたら、それは、治療の進歩以上に価値があることですし、それを支えるのが、本当の医療なのだと思います。

第2章

私が腫瘍内科医になったわけ

治らない病気と向き合うということ

医学の進歩で人類は幸せになったか

私は、抗がん剤治療や分子標的治療などの「がん薬物療法」を専門とする、「腫瘍内科医」です。目の前の患者さんに適切な薬物療法を行いつつ、新薬の開発や、よりよい治療法を確立するための臨床試験にも取り組んでいます。

がん薬物療法は日々進歩しており、その恩恵を受けている患者さんは確実に増えていきます。2000年頃から、乳がんに対するハーセプチン、慢性骨髄性白血病に対するグリベック、肺がんに対するイレッサなど、がん細胞を狙《ねら》い撃《う》ちにする「分子標的治療薬」が登場し、最近も次々と新しい分子標的治療薬が開発されています。ここ数年は、免疫《めんえき》に関連する分子を狙った分子標的治療薬（免疫チェックポイント阻害薬《そがいやく》）が注目されていて、臨床試験も盛んに行われています。これらのお薬によって、進行がんの患者さんの症状が改善し、命の長さが延びていることは、日々実感しています。

「がんとうまく長くつきあう」ための治療が進歩しているというのは、腫瘍内科医としても、喜ばしいことです。

でも、いつも、こんな疑問も抱きます。

「がん薬物療法は進歩し、選択肢がどんどん増えてきたが、はたして、人類は幸せになったのだろうか？」

「現代のがん患者は、昔のがん患者よりも幸せな人生を送り、幸せな最期を迎えているだろうか？」

私には、がん患者の「幸せ」が、新薬がもたらした恩恵ほどには増えていないように思えます。薬物療法の進歩以上に、人々の期待が過剰《かじょう》にふくらんでしまっていることが、その一因のようです。

以前と比べて格段に進歩した治療を受けても、その治療が効かなくなったとき、患者さんの多くは、治療から受けた恩恵に感謝するのではなく、「次は、これよりももっといい治療があるはずだ」と考えます。

テレビや雑誌を見れば、「画期的」な治療の話は、たくさん溢《あふ》れています。

日本は薬の承認が遅いという話があり（「ドラッグラグ」といいます）、欧米だったらもっといい治療を受けられるかのような報道がされることがあります（実際のところは、欧米と日本で使える薬の種類はほとんど違わないのですが）。

iPS細胞などの話題を見ても、科学技術の進歩はすさまじく、あと10年も待てば、すごい新薬が出てきそうです。

世の中には、そういう、「どこかに画期的な治療がある」というイメージが満ちあふれています。

「そんな進歩のなかにあるのに、がんで最期を迎えてしまうなんて……」

「欧米に生まれていたら……」

「10年後の世界に生きていたら……」

「もっといい治療にありつけていたら……」

がん患者は、世の中の夢物語と、自分の直面している現実とのギャップに、「満たされない気持ち」を抱くことが多いようです。

そうして、期待する治療にありつけないまま、さまよい歩いてしまう「がん難民」が生まれ、多くの患者さんが、不幸を嘆《なげ》きながら最期を迎えています。

「ドラッグラグ」を解消して、欧米と同じような（場合によっては、欧米よりも先を行く）

治療を受けられるようにすることも重要ですし、次々と新薬を開発して治療成績を向上させていくことも重要ですが、それが実現したとしても、「もっと画期的な治療がある」という期待感はふくらむ一方ですので、根本的に考え方を変えない限り、治療に満足するという状況にはなりにくい気がします。

いま受けられる治療から、最大限の効果を引き出す努力をしつつ、その限界も知ったうえで、いまある治療を受けられることに感謝し、治療だけでは得られないような、本当の「幸せ」に目を向けていくことが重要なのではないでしょうか。

そう考えることで、医学の進歩から受けられる恩恵も大きくなると思います。

私が毎日ネクタイを締めるわけ

医者になって18年。これまで、数多くのがん患者さんとお会いし、語り合い、治療を行い、そして、人生のお見送りもしてきました。

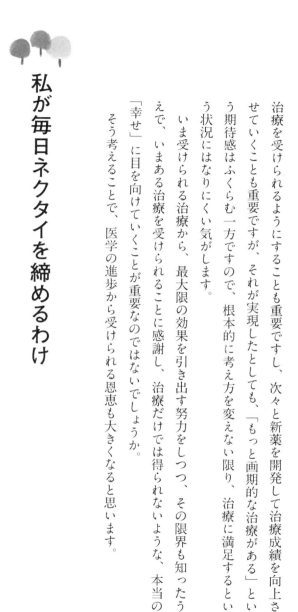

その一人ひとりに、その人なりの生きざまがあり、深い想いがあり、語り尽くせぬドラマがあります。私は、教科書から学ぶことよりも、ずっと多くのことを患者さんから学んできました。

なかでも、私が研修医になって、最初に受け持った新入院の患者さんのことは、一生忘れないでしょう。松本智子さん（仮名）は、当時42歳。血液の難病と診断されたのち、急速に貧血が進み、腹水がたまって、全身がむくみ、体調も悪化したため、その原因を調べて治療を行うために入院となりました。

現場に出て数日目の研修医が、緊張感でいっぱいのなかで迎えた最初の患者さん。「まず採血しておいて」と指導医から言われ、挨拶もそこそこに採血を試みましたが、失敗。松本さんからは、「何やってんのよ」ときつく言われ、採血後の問診や診察もろくにできないまま、お詫《わ》びして、退散しました。

患者さんのために「いいこと」をたくさんしようと意気込んでいた私にとって、出だしが、患者さんからの感謝ではなく、叱咤《しった》であったことがショックで、研修医室に戻った私は、落ち込んだまま、松本さんのところに再び顔を出す勇気も出ず、しばらく何もできない状態でした。

やがて、松本さんが画像検査に呼ばれたと連絡があり、私が車椅子を押して付き添うことになりました。重い腰をあげて、松本さんのところへ行き、気まずい空気とともに車椅子を押す私に、松本さんは、ゆっくりと語りはじめました。

病状の経過、症状のつらさ、治療への期待と不安、家族への想い、などなど。入院が決まって、不安に押しつぶされそうになりながら病棟に着いたら、初対面の研修医にいきなり採血をされ、それが失敗。思わず声を荒らげてしまったということも。検査待ちの時間は思いのほか長く、ここで、私は松本さんといろんなことをお話ししました。

検査を終えて病棟に帰る頃には、すっかり打ち解けて、硬かった松本さんの表情もだいぶ穏やかになっていました。他愛のない世間話もしたりして、車椅子を押す私の足取りも軽くなっていました。そのとき、私は、採血を失敗したこと以上に自分に欠けていたものに気づきました。

その後、松本さんの経過は芳《かんば》しくなく、医学的にできることは限られていましたが、私は、とにかく、ベッドサイドに足繁《しげ》く通い、松本さんと語り合うことだけは心がけました。

ある日、松本さんから、ネクタイのプレゼントをいただきました。本来、患者さんからの贈り物は受けとるべきではないのでしょうが、このときは、松本さんのお気持ちが嬉しく、ありがたく頂戴しました。

つらい病気と向き合うなかで、私のような研修医に、このようなお気遣いをしてくださるとは――。濃紺のネクタイには、私への激励《げきれい》や医学の進歩への期待など、いろいろな想いが込められていたはずです。松本さんは、その後まもなくして永眠されました。

私は、病院に出勤するときは、必ずネクタイを締《し》めます。これまで、深夜に呼び出された日も含め、一日も欠かしたことはありません。襟元《えりもと》でキュッと結ぶとき、松本さんをはじめ、これまでに出会ったすべての患者さんに想いを馳《は》せ、身と心を引き締めます。世の中では、ノーネクタイが主流となってきましたが、私は、これからも、このこだわりを捨てることはありません。

人間はいずれ死ぬようにつくられている

1989年、私が高校生のとき、NHKスペシャル「驚異の小宇宙　人体」という、当時の最先端のコンピューターグラフィックス（CG）を駆使《くし》した番組がありました。医師を志していた私は、胸躍《おど》らせながら、テレビを見ていました。

そのシリーズの最終回は「免疫」がテーマで、人間が年をとると、免疫細胞が自分自身を攻撃するようにプログラムされているということ、すなわち、人間はもともと死ぬようにつくられているということが、淡々と語られていました。医師を志していた高校生にとって、これは、衝撃的なことでした。

人間は生き続けるのが自然であって、死というのは、不自然な出来事であり、医療は、そんな「死」を避けるためにあると、漠然《ばくぜん》と思っていましたが、この番組が伝えていたのは、「人間が死ぬのは自然なことだ」という事実でした。自分のめざす「医師」像は根底から揺らぎ、以来、今日に至るまで、「医師として、『死』を抱え持つ人間に対してできること、すべきことは何だろう」と考え続けています。

「死を避けること」「病気を治すこと」だけが、医療の本質ではないということは確かです。避けられる死を避け、治せる病気を治しつつ、そうではない死や病気と向き合う患者さんに対して、医療にできることを模索《もさく》する毎日です。

大学時代は、答えを探して本を読みあさり、自分なりの考えを文章にしていました。大学を卒業した頃には、『緩和医療のすすめ』（１９９８年、最新医学社）という単行本の冒頭部分で、「がんと死」という文章を書きました。現代の病院で「死」がどのように扱われているのか、日本人は「死」をどのように受けとめてきたのか、といった内容です。

この文章のゲラが出来上がったとき、最初に読んでくれたのは、悪性リンパ腫を患《わずら》っていた後藤信二郎さん（仮名、当時66歳）です。後藤さんは、私が、研修医として最初に受け持った患者さんの一人です。ベッドサイドを訪れるといつも、「さあ高野さん、そこに座って」と言って、椅子を差し出し、いろんなことを話してくれました。

後藤さんの病状は、抗がん剤治療で一進一退を繰り返しながら、徐々に厳しい局面を迎えつつありました。そんな状況にもかかわらず、私の文章を進んで読んでくださり、たくさんのアドバイスをくれました。現実の死と向き合う気持ちを率直に語ってくれた後藤さんの言葉は、本に書かれた言葉よりもずっと重く、私の胸に響きました。
観念論ではない、本当の重みをもった「生と死」がそこにありました。

治らない病気と向き合うということ

先日、田原総一朗さんの司会による市民公開シンポジウムが開かれ、私もパネリストとして参加しました（動画は「You Tube 臨床腫瘍学会 公開シンポジウム」と検索すればご覧いただけます）。テーマは、がん医療のあり方についてでしたが、「病気を治してほしいという患者さんの気持ち」と、「治らないという現実」の狭間《はざま》で、患者さんと医者はどのようにコミュニケーションをとっていくべきか、という議論になりました。

田原さんは、家族を乳がんで失った経験に基づいて、「患者は病気を治してほしいんだよ」と、パネリストに向かって、鋭《するど》い質問を投げかけました。

治せる病気を治すのは医者の大事な仕事ですが、腫瘍内科医の扱うがんの多くは進行したもので、完治することは期待できません。そのような「治らない病気」といかに向き合うか、そして、治らない病気と向き合いつつ何をめざすのかを考える必要があります。

治らないという事実を見ないようにして、治るつもりで治療を重ねていく、というのも一つのやり方かもしれませんが、そうすると、結局目標は達成できず、つらい治療のあとに得られるのは深い絶望だけ、ということになりかねません。

私は、患者さんに、「治らないという事実」はきちんと伝えるようにしています。そのうえで、「がんをゼロにすることはできませんが、ゼロにできるかどうかで希望と絶望に分かれるわけではありません。がんをゼロにできなくても、めざすべき目標はあり、そこに希望もあります」「医療にできることは、これからもたくさんあります」「力を合わせて治療に取り組んでいきましょう」といった説明を、時間をかけて、じっくりとします。

世の中には、病気を治すことに価値をおく風潮があり、多くの医者はそこにやりがいを感じています。でも、病気を治すことに価値をおく医者ばかりだと、治らない病気を抱えた患者さんは見捨てられてしまいます。私は、そんなふうに見捨てられがちな患者さんにこそ、希望と安心と幸せをもたらすような医療が必要なのだと思っています。私が腫瘍内科医を志した理由はそこにあります。

「治らないという事実」を伝える、と書きましたが、それは、重大な事実を押しつけることでも、絶望の宣告をするものでもありません。むしろ、「治る」と「治らない」の線引きは曖昧《あいまい》で、その線引きにあまりこだわるべきではないということを説明します。

そもそも「治る」というのは、どういうことでしょうか？　病気が体から完全になくなる、すなわち、がん細胞が一つ残らず、体から根絶《こんぜつ》される状態のことであれば、たしかに、進行がんは、「治らない」ということになります。でも、体のなかにがんがあっても、それと共存しながら天寿《てんじゅ》を全《まっと》うした場合、それは、「治る」のとあまり違わないような気もします。

私は、こんなふうに説明します。

「がん細胞がゼロになることをめざす必要はありません。がん細胞が体のなかに残っているということを受けとめたうえで、それが悪さをしないように、『がんとうまく長くつきあうこと』をめざしましょう」

がんとうまくつきあいながら、自分の人生を生ききることこそが、たとえその長さが他の人より短かったとしても、「天寿を全うする」ことだと言えるかもしれません。

たしかに、進行がんの患者さんの多くは、がんによって命を落とすわけですが、たとえば、糖尿病や動脈硬化《こうか》も、「治ることは期待できず、いつかは死に至る可能性が高い」という点では、あまり違いません。

でも、糖尿病や動脈硬化を告げられた患者さんよりも、進行がんの患者さんのほうが、「あとは死を待つだけ」と思いつめたり、絶望に打ちひしがれたりすることが多いようです。

この違いは何でしょうか？

いちばんの問題は、がんにつきまとい、多くの人の心にしみついている「イメージ」にあると、私は思っています。

がんの患者さんにとって、「治る」と「治らない」のイメージには、天と地の差があります。治るといえば、勝利であり、いいことであり、希望と安心と幸せを感じることができます。治らないといえば、敗北であり、よくないことであり、絶望と不安と不幸を感じることになります。「治らない」ということは「死」とイコールだという思い込みもあります。

進行がんの患者さんの多くは、がんそのものよりも、この過剰なイメージで苦しんでいるように思えます。

イメージに惑わされることなく、がんという病気と正しく向き合うことができれば、たとえ「治らない」状況だったとしても、「がんとうまく長くつき合う」ための治療に、希望をもって取り組むことができるはずです。

がんそのものを克服する努力以上に、社会全体に蔓延するイメージを払拭することが求められているような気がします。

患者さんとともに歩む

長井治子さん（仮名、58歳）は、13年前に乳がんの手術を受け、術後に抗がん剤治療やホルモン療法を受けましたが、10年前に、全身のリンパ節に再発し、がん薬物療法を専門とする「腫瘍内科医」のもとで治療を受けたいと、私の診察室にやってきました。

分子標的治療薬のハーセプチンを開始し、ホルモン療法を変更しましたが、1年後に肺転移が見つかり、抗がん剤治療を開始しました。これがよく効いて、現在に至るまで、病状は落ち着いています。

長井さんとの10年間は、簡単に書けばこうなるわけですが、実際には、いろいろな迷いや苦労がありました。

画像検査で新たな所見が見つかれば不安になり、血液検査の値に一喜一憂し、抗がん剤の副作用や、別の病気の悩みもありました。長井さんのそんな不安や悩みに耳を傾け、一緒に試行錯誤しながら解決法を探してきたわけです。

「患者には、すっきりと決められないことがたくさんある。すぐに解決できなくても、担当医が一緒に考えてくれているというのは安心できる」

と長井さんはおっしゃいます。

「腫瘍内科医」は、薬物療法を行う以外に、2つの重要な役割を担《にな》っています。

さまざまな医療スタッフが力を合わせて行う「チーム医療」の「かじ取り役」と、患者さんのそばに寄り添って、ともに歩む「道案内役」です。

患者さんと医療スタッフで目標を共有し、それに近づくための最善の治療を行いつつ、患者さんが道に迷いそうになったときには、そっと手を差しのべて、一緒に進むべき道を探します。

治療の効果や病気の状況がどうであれ、この役割が変わることはありません。長井さんと歩む道もまだまだ続きます。

腫瘍内科医の役割

日本では、主に外科医が、薬物療法を含むがん治療全般を担ってきた歴史がありますが、がんに対する薬物療法が日々進歩するなかで、それを専門に扱う腫瘍内科医の必要性がいわれるようになってきました。

手術を担うのが「外科」、放射線治療を担うのが「放射線科」、薬物療法を担うのが「腫瘍内科」、という役割分担で、それぞれの専門家が、知識と技術を持ち寄って、密接な連携をとり、チームとして最善の医療を行うのが理想です。

腫瘍内科医の役割として、次の４つがあげられます。

（1）がん薬物療法
（2）緩和ケア
（3）臨床研究
（4）がん医療のコーディネート

（1）の薬物療法は、腫瘍内科医の本来的な役割です。がんを制御するための薬物療法には、抗がん剤治療のほか、最近次々と登場している「分子標的治療」や、ホルモン療法などもあります。最先端の情報と、専門家としての知識と、患者さんの価値観に基づいて、最適な薬物療法を選択し、それを安全かつ確実に実施します。

（2）の緩和ケアは、がんそのものを制御《せいぎょ》するための治療ではありませんが、がんに伴う症状を緩和したり、治療に伴う副作用を軽減したりすることで、患者さんが自分らしく生きるのを支えます。くわしくは第4章で紹介します。

（3）の臨床研究というのは、次々と開発される新薬の有効性や安全性を評価したり、現在ある薬物療法のより適切な使用法を確立したりするためのもので、「臨床試験」や、未承認薬を使った「治験」などがあります。腫瘍内科医は、がん薬物療法に関する臨床研究の中心的な役割を担っています。

（4）の「がん医療のコーディネート」は、とくに重要な役割です。道に迷いがちながん患者さんにとっての「道案内役」となり、各診療科の医師や看護師や薬剤師など、がん医療の専門家たちが集うチーム医療の「かじ取り役」となることが求められています。

社会的にも、腫瘍内科医の普及を後押しする動きがあります。

２００７年には、「がん対策基本法」が施行《しこう》され、全国で「がん診療連携拠点病院《れんけいきょてん》」の整備が進められるなど、国をあげてがん対策への取り組みがなされています。

国の「がん対策推進基本計画」では、重点的に取り組むべき課題として、「化学療法を専門的に行う医師の育成」があげられ、また、「がん診療連携拠点病院」の指定要件には、「化学療法に携わる専門的な知識および技能を有する医師の配置」が明記されています。つまり、「腫瘍内科医が必要なので増やしましょう」ということです。

この政策を受けて、文部科学省は、２００７年度から、「がんプロフェッショナル養成プラン」という大学院のプログラムを展開し、全国の大学病院で腫瘍内科医などの専門家の養成を進めています。

また、腫瘍内科の基幹《きかん》学会である「日本臨床腫瘍学会」では、「がん薬物療法専門医」の育成と認定を行っていて、2016年2月現在、1060名の専門医が認定されています（ちなみに私は、がん薬物療法専門医部会長を務めています）。

マスメディアで「腫瘍内科」という言葉が紹介される機会も少しずつ増えてきましたので、この言葉自体は目にしたことがあるという方は多いと思います。

でも、身近な病院の身近な診療科として腫瘍内科があって、皆さんのお役に立っているかというと、まだまだそれには程遠いというのが現状ではないでしょうか。

追い風を受けて、「腫瘍内科」や「臨床腫瘍科」という名前を掲《かか》げる病院や大学は増えていますが、そのすべてが、きちんと機能して、患者さんからの期待や社会の需要に応えられているかというと、必ずしもそうではないようです。

実際、「がん薬物療法専門医」が一人もいない「がん診療連携拠点病院」はたくさんあり、指定要件を満たすために、専門医の「取り合い」のような状況も生まれています。

患者さんの失望とともに、いまある追い風がやんでしまうようなことがないように、私たちは、患者さんの役に立つ「真の腫瘍内科」をつくっていかなければいけないと思っています。

第3章

HBM 人間の人間による人間のための医療

医療は人間の幸せのためにある

腫瘍内科の診察室で

私の外来日、診察室には、朝から夕方まで、1日30人ほどの患者さんが来られます。他の科に比べたら、けっして多い数ではありませんが、詳細な病状の説明が必要な方、抗がん剤治療中で副作用のケアが必要な方、治療方針についてギリギリの選択が必要な方など、一人ひとりが抱えているものは大きく、診察室のなかでは、いろいろなドラマが展開します。

診察を終えるときには、ぐったりするほどの疲労感がありますが、それは、患者さんが向き合っているものに比べたら些細《ささい》なものですし、患者さんの「生き方」をささやかにでも支えることができているとしたら、とてもやりがいのあることだと思っています。

ときどき、立場が逆になって、患者さんからいたわっていただくこともあります。

「先生、からだに気をつけて、無理しないようにね」

「今日も、昼ごはん抜きなんでしょ」

と言って、軽食を差し入れてくれるような患者さんもいます。患者さんから、いただきものをするのはよいことではありませんが、正直なところ、気持ちもお腹も満たされて、温かい気持ちになります。

「今日は、先生の笑顔を見られてホッとしました。でも、前回は、見るからに疲れていて、話しかけづらかったんですよ。やっぱり、患者は、主治医のご機嫌《きげん》をうかがっているんですから」

なんて言われることもあります。

実際、一日の最後のほうで、疲れがたまっていたり、待合室でお待たせしている患者さんが増えて、あせってきたりすると、自分自身の心の余裕がなくなっているのを感じることがあります。

いつも心に余裕を持っていたいところなのですが、まだまだ精進《しょうじん》が必要なようです。

先日の外来では、患者さんから、「先生の診察室からは、いつも、笑い声が聞こえてくるんですよね。前の病院ではそんなことはなかったので、とても新鮮です。待ち時間が長いときでも、待合室で和《なご》んでいます」と言われました。

いつも長時間お待たせして、申し訳ない気持ちでいっぱいなのですが、そんなふうに思ってくれる方がいると知って、とてもありがたく思いました。

本当は、待ち時間を少なくし、それでいて、すべての患者さんと、楽しく雑談もできるくらいの時間的余裕があればいいのですが、いまのシステムではなかなか難しいところです。それでも、日常の出来事や、患者さん自身の率直な想いを語っていただけるような雰囲気は保っておきたいと思っています。

先日の外来では、診察の最後に、スナップ写真を1枚見せて、「ささやかだけど、とてもうれしかった」という、ご家族のエピソードを語ってくれた患者さんがいました。

本当にわずかな時間のお話だったのですが、私もジーンとして、疲れが吹き飛びました。患者さんたちからは、日々、多くのことを学ばせていただき、癒やしていただいている気がします。

多くの患者さんは、「治らない病気」と向き合っているわけですが、その一人ひとりに、かけがえのない人生があり、日々の笑顔があり、未来への希望があり、そして、幸せがあります。

パッチ・アダムスとの出会い

「パッチ・アダムス」……１９９８年に公開された、ロビン・ウィリアムス主演の映画のタイトルとして、ご存じの方が多いと思いますが、この映画で描かれた、破天荒《はてんこう》な医師パッチ・アダムスは、実在の人物で、私がもっとも尊敬する医師の一人です。

１９４５年生まれのパッチは、70歳を越えた今も、世界中をかけまわり、ピエロの扮装《ふんそう》で病院を訪れる「ホスピタルクラウン」の活動や、講演活動などを精力的に行っています。

私は、研修医のときに映画「パッチ・アダムス」を見て感動し、２０００年に、本物のパッチと出会い、以来、手紙のやり取りをしたり、来日企画のお手伝いをしたりしています。

パッチは、「Health is based on happiness.」（健康とは、幸せであるかどうかで決まる）と言っています。

「健康」とは何かと聞かれれば、多くの人は「病気でないこと」と答えますが、パッチは、その考え方を否定します。

健康というのは、病気であるかどうかとは関係なく、病気でなくても、その人が幸せでなければ、健康とは言えません。逆に、病気であっても、その人が幸せであれば、健康だとパッチは言います。病気であろうとなかろうと、誰もが幸せになることができるし、それが本当の意味での健康だということです。たとえ病気を治せないとしても、人を幸せにするために医療は存在するのであり、真の医療というのは、人を幸せにすることを通じて、真の健康をもたらします。

2002年、ある雑誌の企画で、パッチに単独インタビューをする機会がありました。そのとき、日々の診療で感じていたことを聞いてみました。

「パッチ、日本では、病気自体が不幸だというイメージが根強いけど、治らない病気を抱える患者さんに、幸せを感じてもらうには、どうしたらいいのだろう?」

パッチの答えは明快でした。

「まず、君自身が幸せになること。そして、誰もが幸せになれると心から信じることだよ。それから、同じ想いを持つ仲間と一緒に、楽しく、愛に満ちた、創造的な環境をつくればいい」

「がんの患者さんでも、幸せに過ごしている人はたくさんいる。そういう患者さんと語り合えば、何が彼らを幸せにしているか見えてくるはずだ」

「がんという病気は、考え方次第で、扉を開くものにもなりうるし、扉を閉ざすものにもなりうる。誰もが自分の意志で、幸せになることを選択できる。自分の命はあと何日しかないと数えるよりも、『今日も私は生きている』と毎日を祝福して生きたほうがいい」

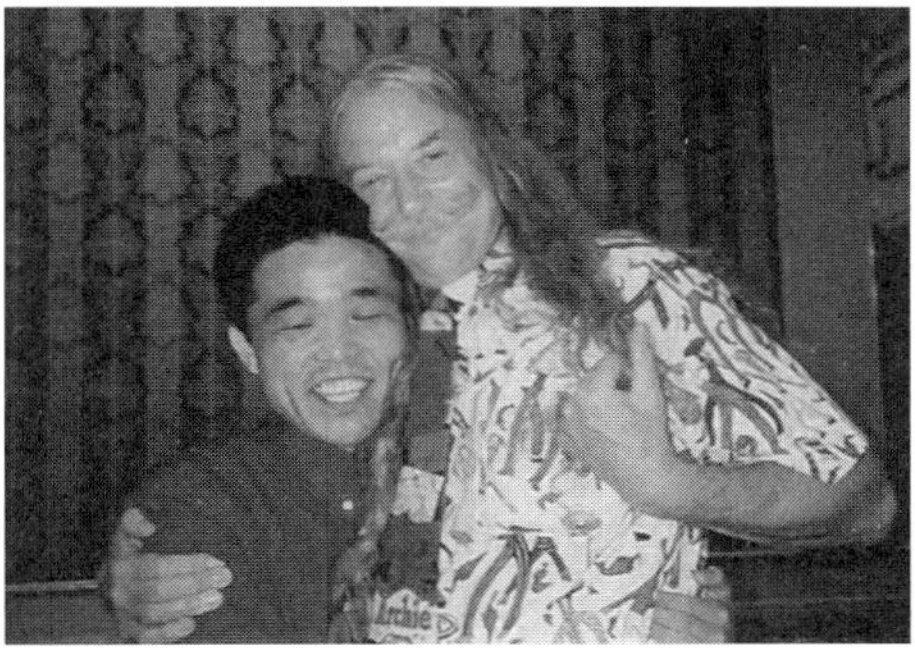

パッチ・アダムス氏と著者

「死は敗北なんかではない。医療に勝ち負けがあるとしたら、勝利とは、最後までその人を愛しぬくこと。『生きるのは悲惨《ひさん》だ、誰も私を愛してくれない』と嘆かれたとしたら、それは医療の敗北だろう」

このインタビューから10年以上たちますが、いまでも、私の心に深く刻まれている言葉です。

私の医療の原点「ＨＢＭ」

いまの医療は、「エビデンスに基づく医療（ＥＢＭ：Evidence-Based Medicine）」の考え方で行われています（ＥＢＭについては、第5章で詳しく紹介します）。このＥＢＭという言葉が流行しはじめた頃に私は医師になりましたが、初めてこの言葉を聞いたときは、少し違和感を覚えました。

当時は、ＥＢＭというのが、「患者さんの価値観」よりも「エビデンス（科学的根拠）」を重視するものだという誤解をしていて、研修医であった私は、「ＥＢＭも大事かもしれないが、より重要なのはＨＢＭだ」なんて主張をしていました。

ＨＢＭというのは、ＥＢＭをもじって私がつくった言葉で、「人間に基づく医療（Human-Based Medicine）」のことです。ＥＢＭが、エビデンスに基づいて、「最大多数の最大幸福」をめざすのに対し、ＨＢＭは、「人間」に基づいて、「一人ひとりの、その人なりの幸せ」をめざします。

実際には、ＥＢＭは、患者さん一人ひとりが直面する疑問点から出発し、エビデンスとともに、患者さんの価値観も考慮して、目の前の患者さんの利益が最大となるような判断をしようというものですので、ＥＢＭとＨＢＭは重なり合っています。

それでも、私の医者としての原点にあるのが、ＨＢＭですので、これからも、ＥＢＭをより深化させたＨＢＭを追求していきたいと思っています。

医療の意味を考えるときの3つの質問があります。

目標……医療は何のために行われるのでしょうか？

根拠……医療は何に基づいて行われるのでしょうか？

理念……医療が存在する価値は何なのでしょうか？

いまから約2400年前、「医学の父」と称される古代ギリシャの医師ヒポクラテスは、こう述べました。

「私は、自分の能力と判断に従い、患者の利益となると考える養生法をとる」

「ヒポクラテスの誓い」として知られる文章の一節ですが、ヒポクラテスは、この文で、

「目標」「根拠」「理念」を明確に掲げています。

ひるがえって、ＥＢＭ以前の日本の医療がどうであったかと考えると、「目標」「根拠」「理念」は、必ずしも明確ではありませんでした。

ＥＢＭの普及で近代化を成し遂げて、最近、ようやく、これらが明確になってきました。

目標……最大多数の最大幸福
根拠……エビデンス
理念……最善の結果の追求

そして、次にめざすべき医療が、ＨＢＭです。

目標……一人ひとりの、その人なりの幸せ
根拠……一人ひとりの想い、価値観、語り合い
理念……人間の幸せの追求

リンカーンのゲティスバーグ演説を真似《まね》て、ＨＢＭのことを、「人間の人間による人間のための医療」と紹介することもあります。

医療の主体は「人間」であり、医療の根拠となるのは「人間の想い、価値観、語り合い」であり、医療の目標は「人間の幸せ」だということです。

「医療における人間解放宣言」、あるいは、21世紀版「ヒポクラテスの誓い」と言ったら大げさでしょうか。

ＨＢＭという言葉を掲げてから18年がたちました。腫瘍内科医として、道なき道を進みながら、多くの患者さんたちと出会い、いろんなことを考えてきました。いまも迷うことばかりですが、ＨＢＭの原点は忘れずにいたいと思っています。

ちなみに、虎の門病院臨床腫瘍科のスタッフが身につけている白衣には、ＨＢＭという文字の入ったロゴがついています。このロゴを身にまといながら、同じ想いを共有する仲間たちとともに、診療に取り組む毎日です。

ＨＢＭを実践するために

ＨＢＭという考え方を紹介しましたが、これは、特別な治療を行うわけでも、画期的な新薬を用いるわけでもなく、また、崇高《すうこう》な哲学を提示しているわけでも、特殊な思想を説いているわけでもありません。

ＨＢＭは、あなたが主体になって、あなたの想いに基づいて、あなたが幸せを感じられるような医療を受けましょう、ということを言っているだけですので、医者が何かを押しつけたりするようなものではありません。

なので、わざわざ本を書いてまで伝えなければいけないものではないのですが、この本を読んでくださった方が、自分なりに医療に取り組むきっかけになれば、と思って、あえて紹介してみました。

患者さん自身がＨＢＭを実践するための15箇条というのを考えました。

①医療は自分のものであると心得る
②生老病死ときちんと向き合う
③自分の想い、価値観や大事にしていることを医療者や家族に伝える
④治療目標を明確にし、医療者や家族とも共有する
⑤イメージに惑わされず、うまく情報の波に乗る
⑥最低限のエビデンスとEBMのルールを知る
⑦リスクとベネフィットのバランスを考える
⑧自分にプラスとなる治療を受け、マイナスになる治療は受けない
⑨医学の進歩と限界を知る
⑩緩和ケアを積極的に活用する
⑪医療者や家族とよく語り合う
⑫しんどいときは、まわりに頼る
⑬がんとうまく長くつきあう
⑭希望を持って生きる

⑮自分なりの幸せをめざす

⑤⑥⑦の具体的な考え方については、第5章と第6章で解説します。

この章では、がんと向き合いながらも自分らしく生きている（生きぬいた）患者さんについて紹介します。

がんになっても人生が終わるわけじゃない

「この病気になってから、第二の人生を楽しんでます」

小林弘子さん（仮名）は、9年前、63歳のときに局所進行乳がんと診断され、抗がん剤治療と手術を受けましたが、その後、全身に再発。以来、さまざまなホルモン療法や抗がん剤治療を受けながら、がんとともに生きています。

乳がんであることを初めて告げられた日、小林さんは、街をあてもなく歩きながら、いつもと変わることなく行き交《か》う人波のなか、ふと見上げた青空があまりにきれいで、涙が溢れてきたそうです。

「こんな青空を見られるのはあとどれくらいだろう。家族や友人と過ごせるのはあとどれくらいだろう」

自分以外はみんな、いつもと変わらない時間を過ごしているのに、自分だけ違う世界に放《ほう》り込まれてしまったような感じがしたといいます。

でも、小林さんは治療に取り組むなかで、少しずつ気持ちを切り替えていきました。

「がんになっても、それで人生が終わるわけじゃない。むしろ、第二の人生が始まったと思えばいい」

小林さんのがんは全身に再発し、一進一退を繰り返しながら少しずつ進行している状況ですが、現在は、抗がん剤治療と緩和ケアで病状は比較的落ち着いており、ごく普通の生活を送っています。

「がんが治らないということはわかっていますが、普段はそれを意識することなく過ごしています。友人たちも、普通にお芝居やコンサートなどに誘ってくれて、日々を楽しんでいます。がんがあっても、こうやっていられるのは幸せです」

「大切な家族と、気のおけない友人と、信頼できる医療スタッフに支えられているので、いまは不安を感じることはありません」

小林さんは笑顔でそう語ってくれました。

がんのおかげで得られたもの

私が三浦悦子さん（仮名）と初めて会ったのは15年前、セカンドオピニオンを求めて私のところにいらしたときです。

このとき、三浦さんは55歳。乳がんで右乳房の全摘手術を受けてから2年、歩行時の痛みから大腿骨《だいたいこつ》への転移がわかり、放射線治療のあと、抗がん剤治療を受けていました。抗がん剤の副作用はきつく、仕事に復帰するのはおろか、大好きな編み物をする気にもなれずに、悶々《もんもん》と過ごしていました。

当時の担当医に生活のつらさを訴えても、「苦しくても抗がん剤治療を受けなくてはダメだ」と言われるだけで、それ以上相談できなかったといいます。

三浦さんと私は、何のために治療をするのかを話し合い、「がんとうまく長くつきあう」ことを目標にするのであれば、いま受けている治療は目標に逆行しているという結論になりました。

その後、三浦さんは、抗がん剤治療をやめて、私の外来でホルモン療法と骨転移治療薬による治療を開始することになりました。

それから7年以上にわたって、三浦さんは私の外来に通い、ホルモン療法と緩和ケアを受けました。

病状は長いあいだ落ち着いていましたが、やがて骨転移が進行し、全身状態も徐々に悪化して、7年前に旅立たれました。

この間、私は、私が医師としてしたことよりもずっと大きなものを三浦さんからいただいた気がします。

三浦さんは、乳がんになってから、趣味であった編み物に本格的に取り組むようになりました。自由な発想でイメージの赴《おもむ》くままに色彩を編み込んだセーターは、その色合いの美しさで評判を呼び、テレビや雑誌でも取り上げられ、表参道や銀座などで個展も開くようになりました。

私のところに来てからは、会社勤めを辞め、ニットデザイナーとしての人生を歩みはじめていました。

「がんのおかげでこういう生活を送れるようになったと思うと、がんになってよかったのかも」

骨転移のために歩行は不自由で、生活はけっして楽とは言えない状態だったと思いますが、三浦さんはいつも笑顔で、いろいろなことを前向きに語ってくれました。

「歩くのは不自由でも、手は自由に動くし、自由な発想もできる」

「何が起こっても大丈夫。私はもう十分に幸せだから」

三浦さんは自分の人生を歩んでおられました。その「人生」の大きさに比べたら、がんという「病気」は小さいものです。

さらに、「治療」というのは、「病気」との向き合い方の一部にすぎません。

しばしば、「治療」が、「人生」のすべてであるかのような思い込みをしてしまう患者さんや、医療者がいますが、それは違うと思います。

医療者は、最善の「治療」を追求しつつ、それよりずっと大きな「人生」に思いを馳せるべきですし、患者さんは、「治療」を考えるよりも先に、もっと「人生」を語ってもいいのではないかと思います。これは、三浦さんの「人生」に寄り添うなかで強く感じたことです。

三浦さんの存在は、他の患者さんにも影響を与えていたようです。

いまも進行乳がんで私の外来に通っている患者さんは、三浦さんと入院が一緒になり、「がんになったことをポジティブに考えることを三浦さんに教わり、落ち込みから立ち直るきっかけになった」と言います。

三浦さんが残した言葉や想いは、彼女が編んでくれたセーターとともに、多くの人たちの心を暖かくしてくれています。

第4章

「がん難民」にならない考え方

いつでもそこにある緩和ケア

荒波のなかにあっても溺《おぼ》れているわけではない

前章では、進行がんと前向きに向き合う患者さんを紹介しましたが、患者さんたちがみんな前向きになれるわけではありません。もともと、患者さんたちの病状や考え方はさまざまであって、病気との向き合い方も千差万別です。

人生を大海原《おおうなばら》に、病気を荒波にたとえるなら、波に立ち向かって力強く泳いだり、波に身を任《まか》せて漂ったり、波を避けて穏やかな海を探したり、いろいろな向き合い方があります。

「溺れる者はワラをもつかむ」ということわざがあり、進行がんの患者さんは、「溺れる者」にたとえられることがあります。でも、どんな状況にあっても、どんなに波が荒くても、けっして溺れることはない、あるいは、溺れていると思う必要はないと、私は思っています。

たしかに、「ワラにもすがる想いで」と、治療を求めてくる患者さんは多くおられます。

でも、「ワラ」というのは、いくらしがみついても、助けにならないものです。むしろ、それにすがりつくことで、かえって溺れてしまう、けっしてプラスにはならないものです。

いまの社会や医療は、治らないがんと向き合う患者さんに、溺れているように思い込ませたうえで、「ワラ」をばらまいているような気がします。

「あなたは溺れています。これにつかまらないと大変なことになります」と言って、「ワラ」を手渡し、さらに溺れてしまう患者さんに、次の「ワラ」を手渡す……。世の中には、そんな「ワラ」を、高いお金で売りつけてお金儲けをしている人たちがいるという悲しい現実もあります。

たしかに進行がんというのは荒れた波ですが、どんな荒波のなかでも、人は自分の力で泳ぐことができます。泳ぐのが難しいとしても、大海原全体を見渡して波に身を委《ゆだ》ねてみれば、けっして溺れることはありません。人間にはそんな底力があるはずです。

溺れていると思い込ませようとする社会の風潮に惑わされることなく、「ワラ」という、目の前にある「見せかけの希望」にすがりつくのではなく、大海原に広がる「本当の希望」を見渡してみればいいのです。

医療は、患者さんが自分のペースで泳ぐのをサポートするためにあります。適切な緩和ケアを行うことで、荒波を穏やかにしたり、患者さんを穏やかな海原へと誘導することもできます。私は、いつも、患者さんのそばで一緒に泳いでいるつもりで医療に取り組んでいます。

がん難民にならないためには？

それでも、進行がんの患者さんの多くは、「ワラにもすがる想い」を抱いています。「もう治療法がありません」と言われて、それでもあきらめきれずに治療を探し求める患者さんのことを、「がん難民」と呼ぶこともあります。

「がん難民」を救うにはどうしたらよいのでしょうか？

「がん難民」は治療を求めているのだから、それを提供すればよい、というのが、いちばん簡単な答えです。

たしかに、がんの治療法は確実に進歩していますので、患者さんのプラスになることが期待できる治療も増えています。それを適切に使えば、「浮き輪」や「救命ボート」のような役割を果たしてくれるはずです。

ただ、治療には限界があります。期待した治療が、あまり効果なく、よく見ると「ワラ」であった、という話はよくあります。最初は助けになっていた「浮き輪」も、使っているうちに「ワラ」になっていくという現実があります。

「浮き輪」であれ、「ワラ」であれ、溺れている人にとって「希望」に見える治療法の選択肢をたくさん用意すべき、というのが、現在の主な論調のようです。

治療の選択肢が少ないから「がん難民」が生まれるのであって、「がん難民」を救うために、治療法をどんどん増やせばよいと。

でも、この考えは幻想だと私は思います。

治療の選択肢が少ないと「がん難民」が生まれるというのなら、抗がん剤が使われていなかった20世紀前半以前のがん患者はみんな「がん難民」だったということになりますが、そんなわけはありません。

結局のところ、治療法をどんなにたくさん用意しても、「がん難民」を根本的に救うことにはなりません。「がん難民」が本当に必要としているのは、ワラという「見せかけの希望」ではなく、真の「希望」であり、「安心」であり、「幸せ」です。

患者さんがそれを見失い、医療がそれを提示できないでいることが、「がん難民」問題の本質なのです。難しい問題ですが、これを解決するための方法を、皆さんと考えてみたいと思います。

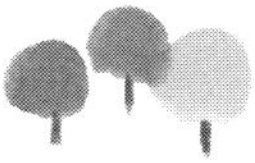

緩和ケアは絶望の医療？

「とにかく抗がん剤を使ってください。ここであきらめるわけにはいかないんです」

私のところにセカンドオピニオンを求めてこられた患者さんの言葉です。

それまで受けてきた抗がん剤が効かなくなり、担当医からは、「もうこれ以上使える薬はありません。緩和ケアの病院を探してください」と告げられたそうです。抗がん剤にこそ希望があると思って、つらい治療にも耐えてきた患者さんにとって、この言葉は、「絶望の宣告」として響きました。

【図1】

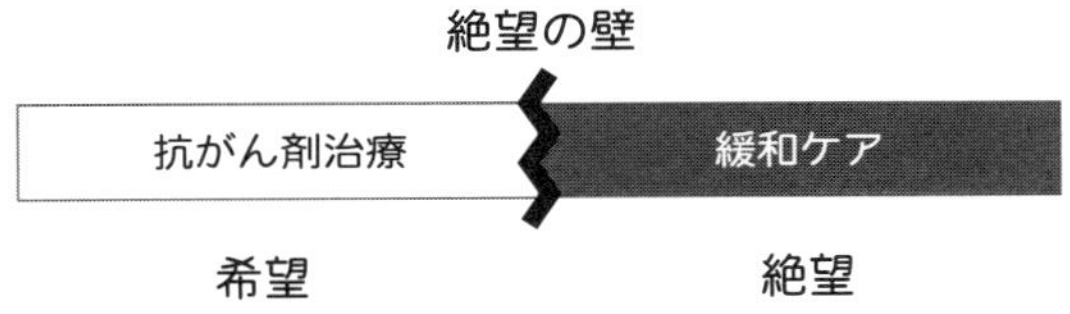

「抗がん剤治療には希望があり、それをあきらめるのは絶望」というイメージは根強くあり、「緩和ケア」というのは、治療をあきらめた人だけが受ける「絶望の医療」のように思われています。「抗がん剤治療」と「緩和ケア」の間に「絶望の壁」があるというイメージです。

世の中には、がんの治療薬はたくさんありますので、「使える薬がない」というのは正しくありません。「抗がん剤を使ってください」という患者さんに、抗がん剤の選択肢を示すのは、じつは簡単なことです。

世の中には、「使える薬があるうちはまだ希望がある」と言って、抗がん剤を使いつづける医師もいますが、抗がん剤は、「使えるから使う」のではなく、「目的があるから使う」ものです。

「いい状態で長生きしたい」という患者さんにとって、抗がん剤がその役に立つこともありますし、逆に、抗がん剤を使わないほうが目的にかなっているということもよくあります。

そういう目的を見失って、「治療のための治療」にすがりつくのは得策ではありません。

「使える薬があるうちは希望がある」というのは、聞こえはいいのですが、「使える薬がなくなったら絶望」と言っているのと同じで、結局、「絶望の壁」のイメージから抜け出ていません。

「絶望の壁」を先送りして、一時的に希望を感じられるかもしれませんが、それは本当の希望とは言えません。

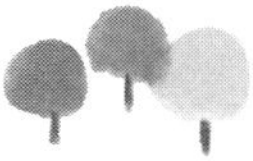

「絶望の壁」なんてない

では、どう考えたらいいのでしょうか？

大事なのは、「絶望の壁」というイメージから抜け出ることです。治療の有無が希望と絶望を分けるようなことはありません。治療があろうとなかろうと、希望は必ずあります。

「治療がすべて」という思い込みで、それが見えなくなっているだけかもしれません。

誰もが普通に持っている「希望」を支えるために、医療があります。そして、その中心にあるのが、「緩和ケア」です。抗がん剤は、頼りになるうちはうまく利用すればいいし、そうでないなら使わなければよいわけですが、抗がん剤を使っているときも、使っていないときも、「緩和ケア」は、常に患者さんのそばにあります。「緩和ケア」は、絶望の壁の向こう側にある「絶望の医療」などではなく、必要なときすぐに手を差しのべてくれる「希望の医療」なのです。

「治療がなくても希望は必ずある」ということを書きましたが、その「希望」が何なのか、はっきり示してくれないとわからないというご指摘をいただいたことがあります。

「これが『希望』です」と言ってお渡しできるものがあればいいのかもしれませんが、本当の希望というのは、そうやって、誰かから与えてもらうものではなく、もともと、すべての人が普通に持っているものだと私は思っています。

家族やまわりの人々とのつながり、日々の生活の中でのささやかな出来事、そして、いま生きているということ。そういうなかに、一人ひとりが希望を見出すことができるのではないでしょうか。

「患者にとっての『希望』は、病気が治ること」という方も多くおられますが、そうやって、「治ること」だけが希望だと決めつけると、治らないという現実に、希望は見出せなくなってしまいます。

病気になっていつか死を迎えるという現実のなかでも、人間は「希望」を見つけることができる、というのが、私が多くの患者さんと接するなかで教わってきたことです。

「もう希望はない」と思う前に、希望と思ってすがりついていたものが本当の希望だったのかを考え、より身近なところ、あるいは、より広い視界を見渡してみるといいのかもしれません。

医者なのに、希望を与えようとせず、それを自分で探せというのは無責任だと言われるかもしれません。

でも、「これが『希望』です」と言って、見せかけの希望である「ワラ」を手渡すほうが無責任だという気がします。

私はいつも、患者さんのそばで、大海原を一緒に泳いでいるつもりでいます。

荒波に翻弄《ほんろう》されつつも、それをしのぐための緩和ケアを常に行い、抗がん剤が助けになりそうなときは、適切にそれを用いて、患者さんの希望を支えられるよう努力します。

希望を与えるというより、患者さんとともに希望を探し、それをそっと支えるのが、医療者の役割だと思っています。

抗がん剤は「使えるから使う」のではない

「なかなか効く抗がん剤に出会えません。次の抗がん剤は、どれにしたらいいのでしょうか？」

乳がんで抗がん剤治療中の渡辺幸子さん（仮名、64歳）は、セカンドオピニオンを求めて、私の診察室に来られました。

渡辺さんは、17年前に乳がんの手術と、術後の抗がん剤治療を受けたあと、とくに問題なく過ごしていましたが、1年半前に、リンパ節転移が見つかってから、状況が一変します。

2回目の手術を受けたあと、2種類の抗がん剤治療を受けましたが、その直後に、皮膚と肝臓への転移が見つかりました。その後、4種類の抗がん剤を使ってきましたが、どれも、はっきりした効果はなく、皮膚転移は悪化し、腕のむくみや痛みも出てきて、日常生活もままならない状態になってしまいました。

いま使っている抗がん剤も、副作用がきついだけで、実感できる効果はなく、皮膚転移に伴う症状はさらに悪化しています。担当医からは、「今回の抗がん剤も効いていないので、別の抗がん剤に切り替えましょう」と言われたそうです。

抗がん剤の種類はたくさんあり、すでに7種類の抗がん剤治療を受けている渡辺さんにも、「使える抗がん剤」はまだあります。

「乳がんで承認されている抗がん剤で、まだ使っていないものとして、AとBとCがあります。臨床試験では、こういった効果が示されていて、副作用としては、こんなものがあります」なんていう説明をするのは、専門医にとっては、難しいことではありません。

丁寧に時間をかけて説明したあとで、「次に使うなら、Aでしょう」という結論を告げれば、それで、冒頭の質問への回答はしたことになります。

でも、そんなセカンドオピニオンであれば、インターネットで情報を集めるのと、さして変わりません。

実際、渡辺さんは、そういった情報を、すでによくご存じでした。渡辺さんが本当に求めていたのは、そんな、ありきたりの情報ではなかったということです。「使える抗がん剤があるのだから、順番に使っていけばいい」というアドバイスは、患者さんの希望にそっているように見えますが、あまり適切とは言えません。

そもそも、抗がん剤というのは、「使えるから使う」ものではなく、「目的があるから使う」ものです。治療目標も考えずに、抗がん剤の選択肢を並べて、順番に試していくというのは、本末転倒です。

医療にできることは山ほどある

これまで、担当医とは、抗がん剤の選択肢のことしか話したことがなかったという渡辺さんですが、私の診察室では、いろんなことを語ってくれました。

「家事がほとんどできなくなっちゃったけど、主人や子どもたちが、分担してやってくれて、本当に、家族に支えられているんです。いつも、『ありがとう』って言っています」

「皮膚転移や腕のむくみはひどくなる一方だけど、それ以外は元気だし、いつもにこやかに過ごしているので、まわりの人たちからは、『お元気そうね』って言われるんですよ」

「この病気になってからのほうが、人生が充実している気がします。銀杏並木《いちょう》を見て、『きれいだな』と、しみじみ感じたり、美術館に行って、1枚の絵にいままでよりも感動したり、ものの見え方が違っています」

「死んでも魂《たましい》が残ると思えば、死ぬこと自体はそんなに怖くないけど、まだやりたいこともあるし、もっと楽しみたいから、死ぬのはもう少し先であってほしい。もう少し普通の生活ができるように、皮膚や腕の症状を、何とかやわらげてほしい」

渡辺さんの目標は、「いまある症状を軽くして、家族とともに普通の生活を送りたい」というものでした。

これまで使った抗がん剤は、この目標に近づくというよりは、むしろ、目標に逆行するものでした。次に使う抗がん剤で、この目標に近づける可能性が高いのであれば、それを試みる意義がありますが、これまでの経過などを考えると、目標に逆行してしまう可能性のほうが高そうです。

そのことは、渡辺さん自身もよく理解されていました。

私は、抗がん剤はやらないことにして、いままでよりも積極的に緩和ケアを受けることをすすめました。

「そうですね。抗がん剤はやめてみようと思います」

渡辺さんは、晴れたような笑顔で、そうおっしゃいました。

渡辺さんは、抗がん剤を使うかどうか悩むのをやめたということであって、けっして、何かをあきらめたわけでも、治療に消極的になったわけでもありません。むしろ、「がんとうまく長くつきあう」という目標に向かって、より積極的に進むことを決めたのです。

そんな渡辺さんに対して、医療がすべきことは山ほどあります。症状を緩和し、自分らしく生きるのを支えるために、いろいろな知恵や技術を集めて、多方面から、幅広く緩和ケアを行います。緩和ケアには無限の可能性があるといっても過言ではありません。渡辺さんが家族と大切な時間を過ごし、やりたいことを楽しめるよう、緩和ケアの積極的な取り組みは続きます。

抗がん剤を使わなくなったり、使える抗がん剤がなくなったりすると、「もう治療法がありません」と言い放ってしまう医師もいるようですが、それは間違いです。抗がん剤を使っていようがいまいが、そんなことは関係なく、困っている患者さんを癒やし、自分らしく生きるのを支えるのが医療の本質であり、「もう治療法がない」なんてことは、けっしてないのです。

「使える抗がん剤」を増やせばよいのか？

人生の目標を考え、がんという病気との向き合い方を考えるなかで、抗がん剤を使うかどうかという問題は、小さな一部分にすぎないのですが、世の中では、いまだに、「抗がん剤を使うかどうか」に焦点《しょうてん》が当てられています。

「使える抗がん剤」にこだわる患者さんのなかには、抗がん剤を、トランプのカードにたとえる人もいます。

手持ちのカードが何枚かあって、抗がん剤を使うたびに、それが1枚ずつ減っていく感じがするというのです。抗がん剤が効かなくなって、次の抗がん剤に切り替えるとき、こう思うそうです。

「また、カードが1枚減った。残りは〇枚で、これがゼロになったら、ゲームは終わり、自分の寿命もそこで尽きる」

抗がん剤がすべてだと思いつめると、こうなってしまうのでしょう。

「抗がん剤で運命が左右されるわけではありません。落ち着いて、治療目標を考え、適切な治療法を選びましょう。『緩和ケア』というカードは無限にありますよ」

私は、こんなふうに説明しますが、しみついたイメージを変えるのは容易ではありません。

「使える抗がん剤」を求める患者さんの声に呼応《こおう》するように、世の中には、「使える抗がん剤を増やすべきだ」という論調が広まっています。手持ちのカードが多ければ多いほど、患者さんは安心できるし、幸せになれる、という考え方です。

手持ちのカードが尽きて、それでも、「抗がん剤を使ってほしい」と切望《せつぼう》する患者さんもいて、そういう患者さんは、「がん難民」と呼ばれます。そんな「がん難民」を救うためにも、「使える抗がん剤を増やすべきだ」という主張がなされます。

「いまは、使える薬が少ないのが問題である。新薬を開発して、どんどん使えるようにしなければいけない」

「欧米と比べて、新薬の承認が遅い『ドラッグラグ』が、根本的な問題であり、これを何とか解決しなければいけない」

私自身、新薬開発に携《たずさ》わっていますので、新薬開発をさらに促進し、ドラッグラグを解消することの重要性は理解しているのですが、これさえ実現すれば、「がん難民」問題も解消するかのような考え方は、正しくないと思っています。

2006年の正月、NHKで、「日本のがん医療を問う」という番組が放送されました。スタジオには、患者さんや医師などが集められ、私もそのなかの一人だったのですが、この番組中、VTRで登場した医師の言葉に、私は引っかかりました。

その医師は、「もう治療法がない」と言われてやってきた進行がんの患者さんを前にして、このようなことを言っていました。

「たしかに、日本で保険適応となっている治療法はもうないのですが、自己輸入とか、いろんな方法を使えば、使える薬はあと3つあるんです。使える薬があるうちは、まだ、あなたにも希望があるということです」

この言葉に喜ぶ患者さんの姿が映され、「がん難民を救う救世主がいた」というイメージで、編集がされていたのですが、私は、強い違和感を覚えました。「使える薬があるうちは希望がある」というのは、「使える薬がなくなったら絶望だ」と言っているのと同じことです。

「もう治療法がない」と言って、患者さんを絶望に追いやる医師も問題ですが、この医師は、「まだ治療法がある」と言って、「見せかけの希望」を与え、ただ、絶望を先送りにしているだけであり、問題の本質はなんら変わっていません。

治療中は、絶望を直視しないですんでも、その先には、もっと深い絶望が待っているのかもしれません。「絶望の壁」というイメージから抜け出ることが重要なのに、この医師は、そのイメージをより強く植えつけているわけです。

「がん難民の救世主」どころか、私には、こういう医師や、こういう医師を好んで取り上げるマスメディアこそが、「がん難民」を生み出しているように思えます。

ドラッグラグを解消するのは重要なことですが、それでは、「がん難民」の根本的な問題は解決しません。なぜなら、「がん難民」が本当に求めているのは、「使える抗がん剤」ではなく、真の「希望」であり、「安心」であり、「幸せ」であるからです。

では、「がん難民」を救うためには、どうしたらよいのでしょうか?

溺れていると思い込み、ワラにすがろうとする「がん難民」に対して、ワラという「見せかけの希望」を手渡すのではなく、「けっして溺れているわけではない」と知ってもらったうえで、大海原に広がる、「本当の希望」に気づいてもらうことが重要なのだと、私は思います。

溺れているわけでもなく、ワラにすがる必要もないとわかれば、「がん難民」という存在ではなくなります。自分のペースでゆったりと泳ぎ、しんどくなったら、波に身を委ねたり、そばにいる医療者や、家族や友人に支えてもらえばいいわけです。

何かにすがりつこうとするのではなく、うまく支えてもらえばいいと考えたほうが、気持ちも楽ですし、そのほうが、医療をうまく活用できる気がします。

緩和ケアは、そうやって、患者さんを支えるために、いつでもあなたのそばにあります。

いつでもそこにある希望の医療

「緩和ケアなんて受けません。私はあきらめたくないんです」

「緩和ケア」という言葉を使って説明するとき、いまでも、こういう反応をする患者さんが多くおられます。どうも、「緩和ケア」というのは、抗がん剤治療をあきらめた人だけが受ける「絶望の医療」だというイメージが、根強くあるようです。

前でも書いたように、がんの治療は、「抗がん剤」と「緩和ケア」の二者択一であり、その間にあるのは「絶望の壁」だという構図を、いまでも多くの患者さんは思い描いています（図1）。「絶望の壁」をとにかく遠ざけようと、効果があるとは言えない抗がん剤治療にすがりついてしまう患者さんも少なくありません。

最近は、「早期からの緩和ケア」ということが盛んに言われています。ただ、緩和ケアを、「治療をあきらめたあとの、絶望の壁の向こう側にある特別な医療」と見なすイメージのままでは、「早くあきらめたほうがよいということ？」という誤解を招き、かえって混乱をきたしてしまいます。

私は、緩和ケアのイメージを大きく変える必要があると思っています。緩和ケアとは、「特別な場面で行われる特別な医療」なんかではなく、「いつでもそこにある希望の医療」です。「医療そのもの」と言ってもいいと思います（図2）。

【図 1】

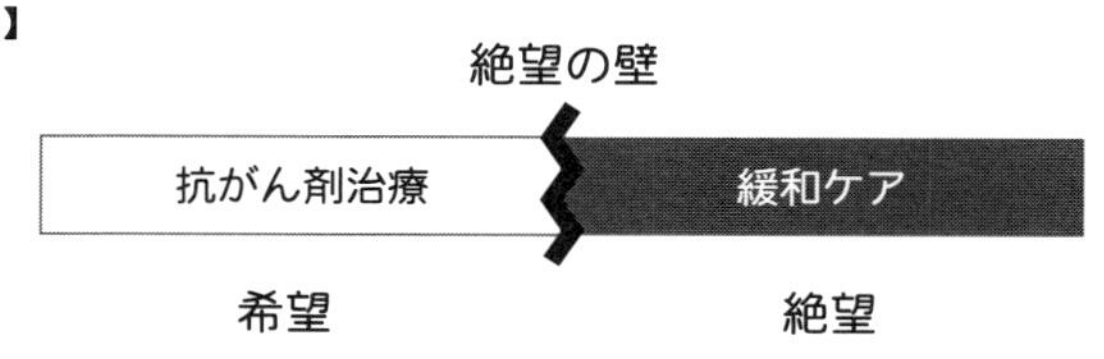
絶望の壁
抗がん剤治療
緩和ケア
希望
絶望

【図 2】

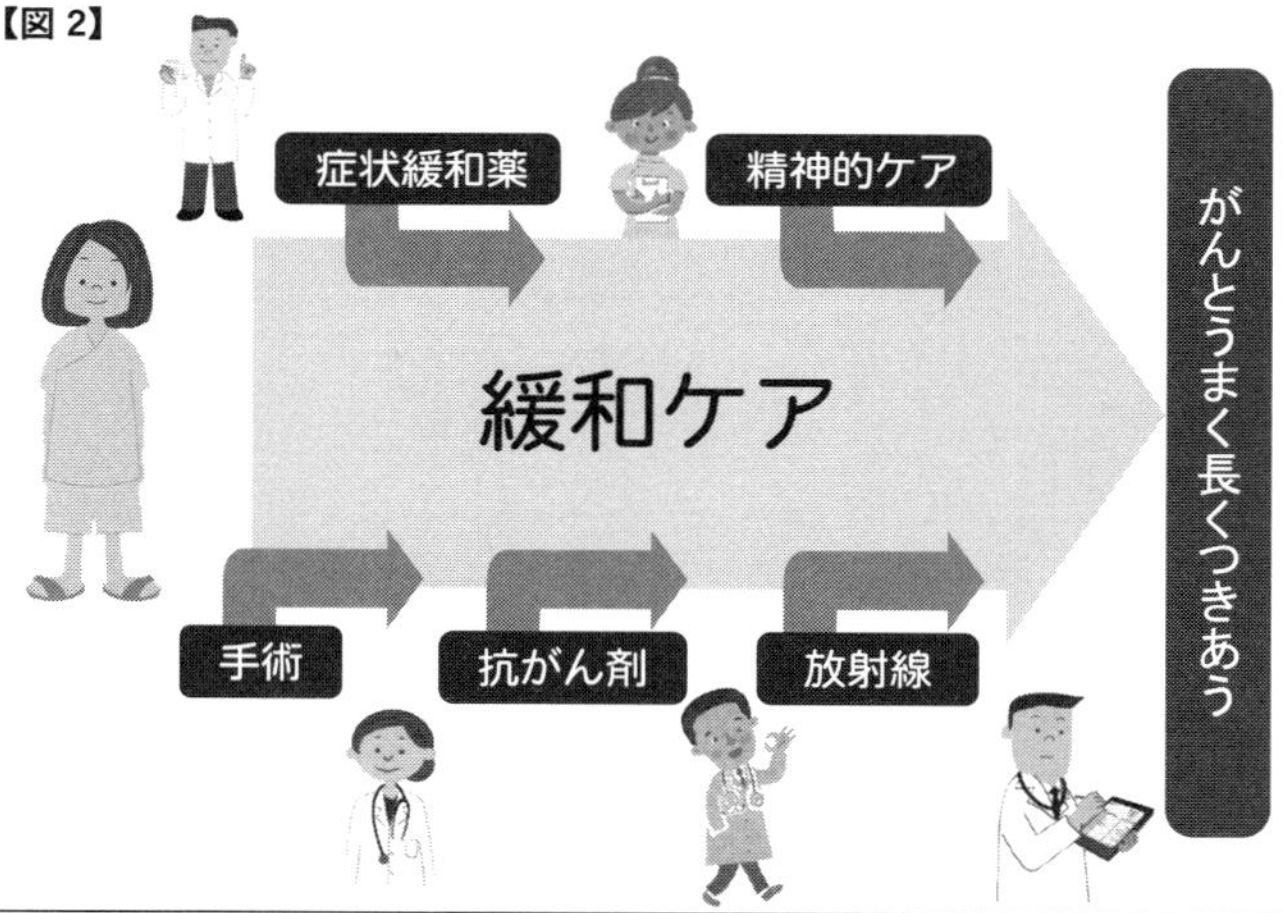
症状緩和薬
精神的ケア
緩和ケア
手術
抗がん剤
放射線
がんとうまく長くつきあう

緩和ケアは、医療そのものですので、「いつから緩和ケアを導入するか」なんていうことは考える必要がありません。

抗がん剤をあきらめたあとに始まるものでも、早期に「導入」するものでもなく、どんなときも、どんな場面でも、普通にそこにあるものです。

抗がん剤を使っているかどうかは関係ありません。もっとも大切な医療として、緩和ケアが真ん中にしっかりとあり、それに加えて、目標にプラスになるなら抗がん剤もうまく組み込めばいいのです。

手術や放射線治療や、症状緩和や精神的ケアも、同様に、緩和ケアを補助する具体的な手段となります。

こんなふうに考えたら、緩和ケアに対する誤解もなくなり、誰もが、自然に緩和ケアを受けられるようになると思います。どうぞ、皆さんも、これまでのイメージを抜け出て、緩和ケアを気楽に受けてみてください。

緩和ケアとは具体的に何をするのか

がんに対する抗がん剤治療など、病気を直接たたく治療を、「積極的治療」と言うのに対して、病気を直接たたくのではなくても、患者さんのつらさをやわらげ、患者さんが自分らしく生きるのを支える治療を、「支持的治療」と言います。

積極的治療も、緩和ケアの大事な手段ですが、緩和ケアの中心となるのは、後者の「支持的治療」のほうです。一般に、医療の中心は「積極的治療」だと思われがちですが、実際に行われている医療の多くの部分は、「支持的治療」です。

たとえば、風邪を引いて、近所のクリニックにかかったとき、処方される薬は、熱さまし、痛み止め、咳止めなどです。これらの薬は、風邪という病気を直接たたくものではなく、風邪にともなうつらさをやわらげるためのものですので、「支持的治療」です。そもそも、ウイルス感染である風邪という病気を、医療の力で治すことはできません（ときに抗生剤が処方されることがありますが、これは風邪には効きません）。

がんの場合、病気の広がりによって、あるいは、治療の副作用によって、さまざまな症状が起こりえます。代表的なものでは、痛み、息苦しさ、吐き気、だるさ、便秘や下痢など。身体的な症状だけでなく、こころの面でも言葉では表しきれないつらさが生じます。髪の毛が抜けたり、やせてしまったり、皮膚が黒ずんでしまったり、という「見た目」も、精神的なつらさを引き起こします。病気のせいで、仕事を続けられなくなったり、家族や知人との関係が悪くなってしまったり、そういう社会的なつらさもあります。

これらの症状は、一人ひとりまったく違いますし、受けとめ方もいろいろです。一人の患者さんのなかでも、日々刻々、症状は変化し、気持ちも揺れ動きます。

そんな一つひとつの症状について、できる限りつらさをやわらげようとするのが、緩和ケアです。症状が起きないように予防することもありますが、多くの場合は、起きた症状に対して、タイミングよく、適切に「対症療法」を行います。

痛みがあれば、その原因に対する治療を行いつつ、痛み止めの薬を使うわけですが、痛みのコントロールのしかただけで何冊も本が出ているくらいで、抗がん剤投与よりも、医者の技量がものをいう部分です。

麻薬系の鎮痛薬のことをオピオイドと呼びますが、オピオイドをいかにうまく使いこなすかというのも重要なポイントです。麻薬というと、悪いイメージがしみついていて、使うのをためらう方も多いのですが、オピオイドは痛み止めとして欠かせない薬ですので、痛みがあれば、丁寧に説明しながら、積極的に使います。

オピオイドを使うと言うと、「私は末期なんですか?」と聞かれることもありますが、末期だから使うなんていう発想はなく、初期だろうと末期だろうと関係なく、ただ、「痛いから使う」のです。こういったところにも、イメージの影響が根強くありますね。

痛み以外の身体的症状に対しても、ある程度、対処法が確立していて、いろいろと工夫し、試行錯誤しながら、症状緩和をはかっていきます。

こころの症状に対しては、できるだけお話をうかがうのが基本です。

イメージのせいで苦しんでおられるような場合は、気持ちが楽になるような考え方を提案してみることもあります。症状が強いときは、心療内科・精神科の医師や、臨床心理士などの力も借りて、カウンセリングや、不安をやわらげる薬などを用いた治療も行います。

見た目の改善をはかるための工夫や、社会的な支援も、緩和ケアの大事な部分です。

緩和ケアは、医療そのものですので、その範囲は多岐にわたります。身体的症状を緩和するだけでなく、患者さんを支えるための行為すべてが緩和ケアとなります。診察室で会話を交わすのも、ベッドサイドで黙って手を握るのも、こうやって、医療についての本を書くのも、すべて緩和ケアです。

看護師がケアをするのも、薬剤師が薬の説明をするのも、理学療法士がリハビリテーションを指導するのも、ソーシャルワーカーが社会的な支援を行うのも、相談員が相談に乗るのも、受付で事務員が笑顔で迎えるのも、ボランティアが院内の案内をするのも、すべて緩和ケアです。

緩和ケアを行うのは医療スタッフに限りません。家族や友人が、患者さんの悩みを聴き、目標を共有して治療に一緒に取り組み、支え合うのも、大事な緩和ケアです。何かをするということでなく、ただそばにいるだけでも、患者さんにとっては支えになります。

緩和ケアは、特別な医療ではなく、「いつでもそこにある医療」だということを理解したうえで、皆さんも、緩和ケアに、自然に取り組んでみてください。

第5章

情報の波に乗るために

EBMのルールを知り、自分にプラスとなる選択を

氾濫《はんらん》する情報のなかで

いま、医療に関する情報は溢れかえっています。

新聞や雑誌には、「最先端の画期的治療法」なんていう心惹《ひ》かれる見出しが並び、テレビでは、「神の手を持つスーパードクター」が華々しく登場し、書店に行けば、「医者に殺される」なんていう刺激的なタイトルの本が並び、インターネットで検索すれば、「○○療法でがんが消えた！」「△△を飲んで、余命3ヶ月から奇跡の生還！」といった話が山ほど引っかかります。

自分にプラスになる情報を探そうとして、こんな「情報の波」に飛び込んだとしたら、多くの方は、波に翻弄《ほんろう》され、心乱され、冷静な判断ができなくなってしまうのではないでしょうか。

最初は、波に乗っているつもりでも、情報を集めているうちに、いつのまにか、波に飲まれて、自分が本当に求めていたものを見失ってしまう、なんていうこともあるようです。

がんの患者さんやご家族は、がんという未知の相手と向き合うなかで、情報に敏感になっています。

テレビで新しい治療法が取り上げられれば、診察室では、その後数日間、多くの患者さんがその治療法のことを話題にしますので、マスメディアの影響力は相当なものだと、日々実感しています。

「昨日のテレビで、○○療法の特集を見ました。私もあの病院に行きたいので、紹介状を書いてください」

「○○療法でがんが治った人がいるそうです。いまの治療はやめて、○○療法にかけてみたいんです」

その「○○療法」が本当に役立つのならいいのですが、残念ながら、そういうことはあまりなく、情報に翻弄されるだけのことが多いようです。

この章では、情報の波に翻弄されることなく、むしろ、情報の波に乗り、自分にプラスになる情報をうまく活用する方法を考えたいと思います。

情報の質を見極めるためのルール

情報がたくさんあるのは、けっして悪いことではありませんが、情報には、正しいものから間違ったものまで、質の高いものから低いものまでいろいろあるということは知っておく必要があります。

情報の質を見極めて、本当に役に立つ、正しい情報だけをうまく活用できればいいのですが、それがなかなか難しいわけです。実際には、「正しさ」よりも、「わかりやすさ」「インパクトの強さ」「聞こえのよさ」などが、情報の信頼度を左右してしまっているようです。

たとえば、診察室で私がどんなに説明しても、「だってテレビでそう言ってたんですから」という一言で退《しりぞ》けられてしまうことがあります。医者の言葉よりも、テレビの言葉のほうが信頼されているということですね。

もちろん、「正しさ」は見方によって違いますので、誰もが認める「正しさ」の基準を決めることは困難です。

医療というのは、もともと不確実な要素が多いので、絶対的に正しいと言いきるのが難しいという問題もあります。

それでも、医学の世界では、「正しさ」や「質の高さ」を相対的に評価する、共通のモノサシとルールが決められています。そのモノサシのことを「エビデンス」、ルールのことを「EBM」といいます。EBMは、「エビデンスに基づく医療（Evidence-Based Medicine）」を略したものです。これらは、患者さんが情報の波にうまく乗るためのキーワードだと、私は考えています。

「あなたには、治療Aという選択肢と、治療Bという選択肢があります。どちらを選びますか？」

なんて言われて戸惑ってしまった方もおられると思います。

また、新聞やテレビで○○療法の話を見かけたら、○○療法をやったほうがいいのか、やらないほうがいいのか、迷うと思います。

患者さんは、治療法について、常に選択を迫られていると言ってもいいかもしれません。

情報が増えた結果、選択肢も増え、意思決定しなければいけない場面も増えました。

どうやって意思決定するのかを考えるにあたって、一つの思考実験をしてみましょう。

あなたは、赤と白のどちらを選びますか?

いま、あなたには、「赤」(治療Aを受ける)という選択肢と、「白」(治療Bを受ける)という選択肢が用意されています。

自分の命にもかかわる大事な選択ですので、納得できる「正しい」判断をしたいところです。では、「正しい」選択とは何でしょうか?

それは、「よい結果」が得られるほうを選択することです。

どういうことが「よい結果」なのかというのも大事なポイントなのですが、これは改めて説明することにして、いまのところは、あなたにとってプラスになるのが「よい結果」だとご理解ください。

あなたは、納得できる選択をするために、担当医と話し合います。

ここで、一つの大きな箱が登場します。

箱のなかには、赤いボール、白いボール、あわせて1000個のボールが入っていますが、どれくらいの割合で入っているのか、外からは見えません。

あなたが赤か白かを選択したあとで、担当医は、箱の小さい穴から手を入れてボールを1個取り出します。

あなたが選択したのと同じ色のボールが出てきたら、それは「よい結果」が得られたということになります。違う色のボールだったら、「よくない結果」です。

（1）赤か白かを選ぶ＝治療法を選択する

（2）ボールを取り出す＝治療を行う

（3）ボールの色を見る＝治療の結果がわかる（同じ色なら「よい結果」）

中身の見えない大きい箱を前にして、あなたと医師の話し合いが始まります。7人の医師がそれぞれ次のような説明をします。

医師①「赤を選ぶべきです。私には、赤いボールを引き寄せる特殊な能力があるので、それを信じてください」
医師②「赤を選ぶべきです。うちの教授が『赤だ』と言っているので間違いありません」
医師③「赤を選ぶべきです。テレビで赤がいいと言っていたから、絶対に赤がいいはずです」
医師④「どっちでも好きなほうを選んでください。私にはどちらがいいのかわかりません」
医師⑤「赤を選ぶべきです。この箱を試験管に置き換えて実験をしたら、何度繰り返しても、赤い物質ができました」
医師⑥「赤を選ぶべきです。さっき、この箱から1個を取り出したら、それは赤いボールでした」
医師⑦「どちらかというと、白を選ぶほうがよいと思います。さっき、この箱からボールを100個取り出してみたら、赤が40個、白が60個でした」

この説明を聞いて、あなたなら、どの医師の言葉を信じ、赤と白のどちらを選ぶでしょうか。

医師①②③は、箱の中身を科学的に予測しようとするのではなく、特殊な能力、教授の意見、マスメディアの情報だけを根拠に赤をすすめています。選択の根拠として、信頼度の高いものとは言えません。箱の中身を科学的に予測できないとすれば、医師④のように「私にはわかりません」と言うのが、正しい態度なのかもしれません。

医師⑤⑥⑦は、箱の中身を科学的に予測してそれを根拠に見解を示していますが、このうち、信頼度の高い根拠はどれでしょうか？

医師⑤は、試験管実験の結果から赤をすすめており、なんとなく科学的なようにも見えますが、「箱」と「試験管」は違うでしょ？　と言われたら、それに反論はできません。

医師⑥は、箱そのものを根拠にしていますので、信頼度はそれなりにあるのですが、たった1個のボールの色だけで、次のボールの色を予測するのには無理があります。

医師⑦が示したのは、「箱のなかの白いボールの割合が約60％である」という信頼度の高い予測で、この情報は、他のどの医師の言葉よりも重要です。

「信頼度の高い根拠」という基準で選ぶとすれば、もっとも信頼できるのは医師⑦の言葉であり、あなたは白を選ぶのがよい、ということになります。

こういった「判断の根拠」のことを、「エビデンス」と呼びます（実際の医療においては、「臨床研究の結果」に相当します）。そして、エビデンスの信頼度についてのルールを決め、より信頼度の高いエビデンスに基づいて治療法を選択しましょう、というのが、「エビデンスに基づく医療（ＥＢＭ）」の考え方です。ＥＢＭは、現在の医療の基本的なルールとして、世界中に広まっています。

不確実な医療のなかで最善の選択をする

このルールによれば、医師①②③が示したのは、エビデンスと呼ぶことも難しい、信頼度の低い情報です。

医師⑤の示したような、試験管実験や動物実験（「基礎研究」と呼びます）の結果というのは、箱そのものの情報ではない、すなわち、「実際の患者さんに対する治療の影響がわからない」という点において、信頼度が低いと見なされます。

ＥＢＭのルールでは、箱そのものの情報、すなわち、「実際の患者さんに対する治療の影響」についてのエビデンスが重視されます。

エビデンスを生み出すのは、実際にその治療を行った結果がどうであったかを調べる「臨床研究」です。

医師⑥が行ったのは、たしかに「臨床研究」に相当するのですが、ボール１つだけだと、そのエビデンスの信頼度は低いわけです。

今回の例では、医師⑦が行ったのが、質の高い臨床研究であり、それによって示されたエビデンスの信頼度がもっとも高いということになります。

このように、臨床研究の種類によって、エビデンスの信頼度に細かいランクがつけられています。

医師⑦の示したエビデンスの信頼度が高いというのはなんとなくわかってもらえたと思うのですが、「どちらかというと、白を選ぶほうがよい」なんて、なんだか頼りないですよね。

それよりは、医師①②③のように、はっきり断言してくれたほうが信頼しやすいという声も聞こえてきそうです。

実際、ＥＢＭの考え方にそって説明をする医師よりも、根拠はともかく、ズバッと断言する医師のほうが、世の中のウケはよく、マスメディアでも重宝されているようです。

それでも、患者さんに本当に必要なのは、ズバッというわかりやすさよりも、ＥＢＭの考え方です。

赤いボールと白いボールがごちゃまぜになっている箱では、「赤が出る可能性も、白が出る可能性もあって、そのどちらであるかは、治療を受けてみないとわからない」というのが、この箱の本質です。

そういう「不確実」なところから始まって、「確実なことはわからないけど、できる限りの予測はしてみよう」というのが、「エビデンスに基づく医療（ＥＢＭ）」の出発点です。

より正確に予測できる情報ほど、「信頼度の高いエビデンス」ということになりますが、予測できるのは、あくまでも確率であり、「Ａと比べて、Ｂのほうの確率が、どちらかというと高い」という、相対的な優劣にすぎません。「Ｂという治療が絶対よい結果をもたらす」というわけではないのです。

それでも、不確実な医療において、現時点で最善の結果を得ようとするのであれば、信頼度の高いエビデンスに基づいて判断するのが得策であり、そういうＥＢＭの考え方が、現在の医療の原則となっています。

EBMの基本的な考え方

ＥＢＭの基本的な考え方は、次の5点にまとめられます。

（1）人間や病気は複雑であり、医療は不確実である（白黒はっきりしているわけではなく、やってみなければわからない）。

（2）それでも、臨床研究の結果（エビデンス）に基づいて、ある程度の予測はできる。

（3）エビデンスとは、「どちらかというと赤よりも白のほうがよい」という相対的なものであって、「絶対に白」と言えるようなものではない。

（4）エビデンスの信頼度は、臨床研究の質によって異なり、それを判断するモノサシがある。

（5）臨床研究の結果に基づかず、ただ「ズバッ」と言いきるような情報は信頼できない。

「お医者様」からＥＢＭへ

ＥＢＭの考え方が提唱されたのは１９９０年代ですので、ＥＢＭが医療の原則となってからの歴史はごく浅いものです。

では、ＥＢＭが原則となる前の日本の医療はどんなものだったのでしょうか？

かつての日本の医療の主役は「お医者様」であり、患者は、「お医者様」を信じ、すべてを任せる傾向がありました。

「お医者様」というのは、医療における「絶対的な真実」を知る存在であり、任せておけば完璧な医療を行ってくれると信じられていました。「医療過信」とも言うべき状況です。

それと同時に、患者は、「医療の限界」も知っていて、「お医者様に治せないのであれば仕方がない」と考えていました。

このような信頼関係の下《もと》では、多少の医療ミスがあっても、それが明るみに出ることはありませんでした。「古きよき時代」と言ってもよいのかもしれませんが、この「お医者様」と「医療過信」の時代は、1990年代に終わりを告げます。

情報化社会の到来とともに、医者が「絶対的な真実」を知る存在ではないことがばれはじめ、医療ミスも相次いで報道されるようになり、「医療過信」は「医療不信」に、一気に姿を変えました。「お医者様」は死語となり、逆に、医療現場では、「患者様」という言葉が多用されるようになりますが、そんな言葉で医療不信が払拭されるわけがありません。

医者は、「絶対的な真実」を追い求めていた姿勢を反省し、医療が不確実だという現実を直視して、EBMの考え方を確立します。でも、かつて、「お医者様」を信じていた患者さんからすると、EBM的な医療は少し頼りないものかもしれません。

EBMがうまく浸透《しんとう》すればよかったのですが、多くの人々は、EBMを知ることなく、「お医者様」の代わりに、「マスメディア」に強い信頼を置くようになってきているようです。

情報の波に乗るための４つのコツ

マスメディアが、ＥＢＭのルールに従って情報を流してくれればいいのですが、残念ながらそうではありません。

マスメディアが価値を置くのは、

（１）「正しさ」よりも「わかりやすさ」（とにかく、「ズバッ」と言いきること）

（２）「エビデンス」よりも「センセーショナリズム」（刺激的な情報で感情を煽ること）

（３）「プラスとマイナスのバランス」よりも「善悪二元論」（白黒はっきりさせること）

のようです。

こういった、マスメディアの価値観も知ったうえで、「ズバッ」というわかりやすさや、刺激的な言葉に惑わされず、白黒はっきりしない「グレー」な現実ときちんと向き合うことができれば、むやみに感情を煽られることなく、有用な情報を見極めることができるはずです。

情報の波をうまく乗りこなすための「コツ」を4つ紹介しましょう。

［コツ①　情報の根拠を読みとる］

あなたに何かを訴えかける情報があった場合、その情報が何に基づいているのかを読みとる必要があります。何の根拠も明示せずに主張している情報を信じてはいけません。

根拠を読みとったら、次に、その根拠の信頼度を見極めます。臨床研究に基づいていればある程度信頼できるのですが、その信頼度にはピンからキリまであります。

「○○教授がこう言っている」というだけの根拠は信頼できません。そもそも、臨床研究の結果を伝えるのに、「教授」などの肩書は必要ありません。情報の権威づけのためにそういう肩書が強調されているようであれば、逆にその情報は疑ったほうがよいでしょう。

［コツ②　情報の送り手の意図を想像する］

情報の送り手が、あなたの幸せだけを心から願って、何の見返りも期待せずに、情報を提供してくれている場合もあるかもしれませんが、多くの場合は、なんらかの下心があります。悲しいことですが、「お金儲け」のことしか考えていない業者が情報を発信していることがよくあります。

患者さんの不安を煽れば煽るほどお金が儲かるので、そういう業者は、患者さんの不安を煽るために「センセーショナリズム」を駆使して情報を流しています。

そんな意図を見定め、それを差し引いて情報を受けとめる必要があります。

[コツ③ 強い言葉を使っている情報は疑う]

科学の論文は、客観的であることが重視されているので、「画期的な」「極めて素晴らしい」などという言葉は使ってはいけない約束になっています。

過剰な修飾語がついていると、科学的ではないと判断されます。これは、マスメディアでも同じで、情報を正しく伝えるのに、過剰な修飾語はいりません。

逆に、過剰な修飾語で飾られた情報は、送り手の意図が強く入り込んでいるので、信頼度が落ちます。

「絶対」「１００％」「劇的」「画期的」「奇跡的」「夢の」などの言葉が使われていたら、その情報には嘘があると思ったほうがよいでしょう。

「がんに勝つ」「医者に殺される」「奇跡の生還」など、刺激的な言葉にも要注意です。

医療は不確実なことが多いので、根拠なくズバッと言いきっているような情報も疑うべきでしょう。

［コツ④　信頼できるエビデンスを知る］

コツ①～③は、情報を疑うことばかり書きましたが、信頼できる情報もあるのでご安心ください。ただ、必要な情報は、ある程度、主体的に探す努力が必要かもしれません。自分が直面している医学的な問題に対しては、多くの場合、それに答えを出してくれるようなエビデンス（臨床研究の結果）があります。

インターネットが使えるのであれば、国立がん研究センターの「がん情報サービス」（http://ganjoho.jp/）など、信頼できるサイトの情報を探すのも一つの方法です。また、身近な専門家である担当医に情報を求めるのが手っ取り早いかもしれません。最新のエビデンスに基づいて医療を行うのが医師の大事な役割ですので、あなたが必要とするエビデンスを喜んで教えてくれるでしょう。

患者さんがエビデンスを知っていてくれれば、医師にとっても説明がしやすくなりますので、お互いにとってハッピーです。

もし、担当医から納得できる情報を得られなかったら、別の医師に意見を求める「セカンドオピニオン」という方法もあります。

エビデンスにも格付けがある

「エビデンス」というのは、「臨床研究の結果」のことで、「意思決定の根拠となるもの」であり、「その信頼度の基準が決まっているもの」です。

レストランを、「星なし」「1つ星」「2つ星」「3つ星」という星の数で格付けするガイドブック（ミシュランガイド）は有名ですが、エビデンスにも、格付けがあります。ミシュランガイドの判定基準はベールに包まれていますが、エビデンスの判定基準は明快で、覆面調査員ではなくとも、誰でも判定できます。

3つ星エビデンス……ランダム化比較試験

２つ星エビデンス……ランダム化比較試験以外の臨床試験
１つ星エビデンス……観察研究
星なし……専門家の意見、動物実験、試験管実験など

実際の格付け（エビデンスレベル）は、もう少し細かく決められているのですが、ここでは、ある程度簡略化して説明することをご容赦《ようしゃ》ください。

「専門家の意見」や「動物実験・試験管実験」は、エビデンスとしては、「星なし」です。どんなに権威《けんい》のある教授の意見であっても、どんなに素晴らしい理論であっても、ノーベル賞級の研究であっても、臨床研究の結果が伴っていなければ、実際の医療には当てはめられないということです。

臨床研究というのは、実際の患者さんを対象とした研究のことで、患者さんに治療などの介入を行って、その結果を調べる「臨床試験」と、すでに行われた治療の結果などを観察する「観察研究」があります。

「私の患者さんがこんな経過をたどりました！」

「○○療法がよく効いた患者さんを知っています！」

こういった報告は、「症例報告」と呼ばれ、臨床研究の一つのかたちではありますが、1つ星エビデンスである「観察研究」のなかでも、信頼度の低いエビデンスと認識されています。

信頼度が高いのは、きちんと「研究実施計画書」に基づいて治療と解析がなされた「臨床試験」で、なかでも、「ランダム化比較試験」は、信頼度の高い「3つ星エビデンス」です。

ランダム化比較試験では、試験に参加した患者さんを、「くじ引き」で、AとBの2つのグループに分けます。このグループ分けは、患者さん本人の意思や、担当医の意思とは関係なく、あくまでも、「ランダム（無作為）に」行われます。「グループA」に入った患者さんには「治療A」が、「グループB」に入った患者さんには「治療B」が行われ、2つのグループの治療成績を比較することで、治療Aと治療Bの優劣が判断されます。

「くじ引き」と聞くと、エッと思うかもしれませんが、どちらがよいのかわからない2つの治療法があるとき、「ランダム化比較試験」で比較するのが、その優劣を判断するもっとも信頼度の高い方法だと考えられています。

現在、標準治療として確立している数多くの治療法も、国の承認を得て医療現場で使われている医薬品も、そのほとんどが、「ランダム化比較試験」による評価を受け、有効性と安全性が確認されています。

逆に言えば、「3つ星エビデンス」がなければ、標準治療にはならず、新薬として承認されることもないということです。

この事実を考えれば、「3つ星エビデンス」にもっと関心が高まってもいいと思うのですが、マスメディアが主に取り上げるのは、「星なし」の「専門家の意見」や「動物実験・試験管実験」であったり、「1つ星エビデンス」の「症例報告」であったりします。

「3つ星」どころか、「星なし」の怪しい治療法が、テレビの特集番組で大々的に取り上げられているのを見るにつけ、私は、悲しい気持ちになります。

このような番組は、巧《たく》みな宣伝文句で客を集め、まずくて高い料理を出して、売り上げを伸ばそうとするレストランのようなものです。そんなレストランであれば、やがて客足は鈍《にぶ》っていくのでしょうが、実際の料理と違って、医療情報だと「味」がわかりにくいので、マスメディアは、そのレベルを見極められない視聴者を煽ることで、視聴率を稼ぎつづけています。

３つ星エビデンスを知る

レストランでまずい料理を食べるくらいならそんなに害はないでしょうが、医療において、レベルの低い情報を信じてしまうのは、患者さんにとって有害です。視聴者は、もっと、情報の信頼度（星の数）に敏感になるべきだと思います。

皆さんも、ミシュランガイドを参考にレストランを選ぶように、ＥＢＭの考え方に基づいて、情報の信頼度を見極めてみませんか？

ミシュランガイドが広まって、レストランの質が上がったと言われているように、ＥＢＭの考え方が広まれば、マスメディアの流す情報の質も上がるはずです。

３つ星レストランは、気軽に行けるようなところではありませんが、３つ星エビデンスは、すべての人の手の届くところにあります。

次に、３つ星エビデンスの実例を紹介したいと思います。

毎年、米国臨床腫瘍学会（ＡＳＣＯ）の年次総会が米国で開かれ、世界中から、がんの専門医を中心に3万人以上が集まります。ＡＳＣＯは、がん医療に関する世界最大規模の学会で、私も、２００1年から毎年参加しています。

ＡＳＣＯ年次総会では、毎年、臨床研究の成果が約４５００件報告されていて、その多くは「２つ星」か「３つ星」のエビデンス、すなわち、臨床試験の結果報告です。

3万人もの専門家が一堂に会するのは、この新鮮なエビデンスをいち早く知り、その意味について議論し、新しいエビデンスづくりの方向性を話し合うためです。

学会での発表内容は、すぐにインターネットを通じて世界中に配信されます。

学会場には、一般向けマスメディアの取材も来ていて、一般の人々にも関わりのある重要な「３つ星エビデンス」があれば、発表当日に、一般紙に掲載され、テレビのニュースでも伝えられます。

ただ、これは、アメリカのマスメディアの話であって、残念ながら、日本のマスメディアでは、「３つ星エビデンス」がニュースになることはほとんどありません。

前にも書いたように、日本のマスメディアに登場するのは、「星なし」か「１つ星」の情報ばかりです。

ＡＳＣＯ年次総会では、約４５００件の報告のなかでも、とくに厳選された４～５つの報告が、参加者全員が集まる巨大ホールで発表されます（「プレナリーセッション」と呼ばれます）。

２０１３年ＡＳＣＯ年次総会プレナリーセッションで発表されたのは、イギリスで行われた、乳がんのホルモン療法に関するランダム化比較試験（ａＴＴｏｍ試験）の結果です。ホルモン療法が有効と考えられるタイプの乳がんでは、手術の後に、乳がんの再発を予防する目的で、５年間のホルモン療法を行うのが標準治療とされています。この臨床試験は、手術の後に、タモキシフェンという内服薬によるホルモン療法を５年間受けた乳がんの患者さん６９５３人を対象としたもので、タモキシフェン内服を５年間で終了するグループ（５年グループ）と、さらに継続して計10年間内服するグループ（10年グループ）にランダムに分けて、乳がんの再発率などを比較しています。

きちんとした「ランダム化比較試験」であり、「３つ星エビデンス」で間違いなさそうです。

ここでの報告によると、「５年グループ」の６７２人（19・３％）と、「10年グループ」の５８０人（16・７％）に、乳がんの再発が見られました。

タモキシフェン内服期間を5年間から10年間に延ばすことによって、再発する患者さんの数は、15％減っていました。

5年内服だったら再発していたはずの人のうち15％が、10年内服することで、再発を避けられたということです。乳がんの再発を減らすためには、タモキシフェンを、これまでの標準である5年間ではなく、10年間内服したほうがよさそうです。

一方、タモキシフェン内服の副作用として、子宮体がんの発症が知られていますが、「5年グループ」の20人（0・6％）と「10年グループ」の37人（1・1％）が、子宮体がんで死亡しました。タモキシフェンを10年内服することで、子宮体がんで死亡する危険性が高まるということもわかったわけです。

子宮体がんで亡くなる人がわずかに増えたとしても、乳がん再発を防ぐことで命が助かる人のほうが多いため、タモキシフェンは10年内服したほうがよい、というのが、この臨床試験の結論です。

エビデンスは患者と医者の共通言語

約7000人もの患者さんの協力を得て行われた、大規模な臨床試験ですが、皆さんは、この結果を見て、どのように感じられたでしょうか？

「結局、何年治療しても、再発率がゼロになるわけではないんですね」

「15％減ったというけど、それだけですか？」

「3500人の患者さんのうち、恩恵を受けるのは、たったの100人くらいということですよね」

「子宮体がんが増えるって、そんなのダメじゃないですか」

「結局のところ、私はどうすればよいのでしょうか？」

いろんな声が聴こえてきそうです。たしかに、すっきりしないところもあります。

「ホルモン療法はとにかく10年やればいいんです。あとは何の心配もいりません！」

なんて言いきれたら、私も説明が楽なのですが、そんなふうに白黒はっきりさせられないのが、実際のエビデンスなのです。

この臨床試験の結果をめぐっては、専門家のあいだでもいろいろと議論が起きています。今回の結果で、すべての患者さんに10年間のホルモン療法をすすめるべきなのか、という点については、大きく意見が分かれています。

現在の閉経後乳がん患者さんが受けているホルモン療法の中心が、タモキシフェンではなく、アロマターゼ阻害薬と呼ばれる薬であるという事実も、議論を複雑にしています。

でも、そんな専門家の迷いも含めて、患者さんに、あるがままのエビデンスを知ってもらうのが重要なのだと、私は考えています。

同じエビデンスの知識を患者さんと担当医が共有し、そのうえで治療方針を話し合えば、より納得できる判断ができるはずです。そういう意味で、私は、「エビデンス」とは、患者さんと医療者の「共通言語」になるものだと思っています。

現在、日本では、約20万人の乳がん患者さんが、手術後のホルモン療法を受けていると推計されますが、今回紹介した「3つ星エビデンス」は、そんな患者さんたちの治療方針に大きくかかわる情報です。

でも、そのうちいったいどれくらいの人が、この情報を知り、共通言語として担当医と話し合えているでしょうか？

「星なし」の「○○療法」の情報は、マスメディアを通じて驚くほど周知されているというのに、肝心の「3つ星エビデンス」のことは、ほとんど知られていないというのが現実です。

第6章

リスクとベネフィット

がん検診の利益と不利益のバランスを考える

がん検診のエビデンス

２０１３年ＡＳＣＯ年次総会プレナリーセッションで発表された、もう一つの「３つ星エビデンス」を紹介します。

インドで15万人の女性を対象に行われた、子宮頸《けい》がん検診についてのランダム化比較試験です。

インド国内の20地区が選定され、「検診を行う10地区（検診グループ）」と「検診を行わない10地区（非検診グループ）」にランダムに振り分けられました。検診グループの約７万５０００人の女性には、２年に１回の子宮頸がん検診が行われ、非検診グループの約７万６０００人の女性との比較で、子宮頸がんの発症率や死亡率が調べられました。

この検診で用いられた検査法は、日本など先進国で普及しているような、子宮頸部細胞《さいぼう》診《しん》検査ではなく、子宮頸部に「酢《す》」を塗りつけた後で光を当てて観察するだけの簡単なものでした。がんや、がんになる前の病変は、酢に反応して、色が白く変化するので、この検査で、早期がんが容易に発見できるそうです。

10年以上にわたって追跡した結果、子宮頸がんの発症率は2つのグループで同程度でしたが、検診グループでは早期で見つかる人の数が多く、非検診グループでは、より進行した状態で見つかる人の数が多くなっていました。検診によって、「早期発見」ができていたということです。

子宮頸がんで亡くなった人の数は、検診グループで67人、非検診グループで98人でした。検診を行い、「早期発見」することで、子宮頸がんで亡くなる人の数を31％減らせたことになります。

この発表をした医師は、子宮頸がん検診が普及していない国に、この検診法を普及させれば、世界中で毎年7万2000人の命を救うことができると述べました。

さて、この3つ星エビデンスを、どのように解釈すればよいでしょうか。

子宮頸部細胞診を用いた子宮頸がん検診によって、子宮頸がんによる死亡率が下がるというのは、ほぼ確実なことと考えられています。これは、子宮頸がん検診が普及している国々で、子宮頸がんによる死亡率が大幅に減っている、という事実から推測されているものです。

子宮頸がん検診についての大規模なランダム化比較試験の結果が示されたのは、このインドの研究が初めてで、子宮頸がん検診による早期発見と早期治療が有効であることが、より明確に示されたと言えます。

このエビデンスは、子宮頸がんの発症率が高いにもかかわらず、もともと、検診が普及していない発展途上国での話で、検査の方法も違っていますので、そのまま日本人に当てはめるのは、適切ではないかもしれません。

でも、日本の子宮頸がん検診の受診率は、約20％で、先進国のなかではもっとも低く（アメリカは約80％）、発展途上国なみのレベルですので、このエビデンスもふまえて、きちんと議論していく必要があるのではないかと思います。

「早期発見・早期治療」というスローガン

日本では、「早期発見・早期治療」というスローガンがひたすら連呼され、がん検診を推奨するキャンペーンがあちこちで展開されていますが、それにもかかわらず、がん検診の受診率は低いままです。

私は、このようなスローガンだけで国民の理解を得るのには無理があると思っています。

「がん検診で、本当に早期発見が可能なの？」

「早期発見して、早期に治療を開始することが、本当に有効なの？（進行がんになるのを防げるの？）」

「がん検診によって、本当に死亡率を下げられるの？」

「がん検診を受けることによる不利益はないの？」

そういった疑問に対して、きちんとエビデンスを示し、一人ひとりに、検診の意義をきちんと考えていただくことが重要だと思います。

インドの臨床試験では、がん検診の有効性が明確に示されたわけですが、世の中には、がん検診の有効性に疑問を投げかけるエビデンスも数多く存在します。

また、がん検診がもたらすのは、「いいこと」（利益）ばかりではなく、必ず、「よくないこと」（不利益）も伴いますので、検診を受けるべきかどうかは、利益と不利益のバランスで考える必要があります。

「がん検診の案内が届いたけど、受けたほうがいいのかな？　でも、やっぱり、めんどくさいから、やめとこうかな？」

自治体からの案内を手に、こんな想いをめぐらせたことのある方は、日本中にたくさんいらっしゃると思います。

こういう疑問に直面したとき、納得できる答えを出すにはどうしたらよいのでしょうか？

「自治体がわざわざ案内を送ってくるのだから、やったほうがいいに決まっている。『早期発見・早期治療』がいいと、テレビでも言っている。余計なことは考えずに、自治体の方針を信じて、これを受けよう」

「家系にがんの人はあまりいないし、自分ががんになるはずはない。検診に行っているような暇もないし、検査も何かと大変そうだし、今回は受けないでいいや」

どちらの考え方も、思い当たる人が多いのではないでしょうか。でも、これらは、「エビデンス」に基づく判断とは言えません。

きちんと納得できる答えを出すためには、ＥＢＭの考え方が役に立ちます。

前立腺がん検診は意味があるのか？

前立腺がん検診についてのエビデンスを2つ紹介します。

血液検査でがんの勢いを調べる「腫瘍マーカー」は、一般には、検診には不向きとされていますが、ＰＳＡという腫瘍マーカーについては、早期の前立腺がんでも上がることがわかっていて、早期前立腺がんを見つけるための「前立腺がん検診」に使えるのではないかと期待されています。

アメリカで行われた「ＰＬＣＯ試験」には、55～74歳の男性7万６６９３人が参加し、1年に1回の検診（ＰＳＡ検査と、肛門から直腸に指を入れて前立腺がんの様子を診察する「直腸診」）を受けるグループと、検診を受けないグループに、ランダムに振り分けられました。約10年間経過観察した結果、前立腺がんで死亡した人の数は、どちらのグループも、ほとんど同じで、検診を行っても、前立腺がんの死亡の減少にはつながらないという結論でした。

一方、ヨーロッパの7ヶ国で行われた「ERSPC試験」には、55～69歳の男性16万2243人が参加し、4年に1回程度のPSA検査（検診）を受けるグループと、検診を受けないグループに、ランダムに振り分けられました。約9年間経過観察した結果、PSA検査を行うことで、前立腺がんで死亡する人の数を約20％減らせることが示されました。

いずれも、大規模なランダム化比較試験で、間違いなく、「3つ星エビデンス」ですが、2つの試験の結果は一致しておらず、これをどう解釈するかは、難しいところです。

実際、この2つのエビデンスの最初の報告が、一流医学雑誌である「ニューイングランド・ジャーナル・オブ・メディシン」に同時掲載された2009年以降、「前立腺がん検診を行うべきか否か」についての大論争が起きています。

ERSPC試験の結果を、より細かく紹介すると、次のようになります。

・検診を受けるグループに振り分けられた人——7万2890人
・実際に検診を受けた人——5万9923人
・PSAの値が基準値より高かった人
（前立腺がんの疑いがあり、精密検査が必要と言われた人）——2万0437人

・前立腺生検（針を刺して前立腺の組織を採取する検査）を受けた人――1万7543人
・前立腺がんと診断された人――5990人
・前立腺がんで死亡した人――214人

前立腺がんで死亡した人は、検診を受けないグループの0・80倍に減っていました（266人→214人）が、その代わり、前立腺がんと診断され、治療を受けた人は、検診を受けないグループの1・71倍（3513人→5990人）に増えていました。

前立腺がんで死亡する人の数を1人減らすためには、1410人が検診を受け、339人が痛みを伴う前立腺生検を受け、48人が、（検診を受けていなければ受ける必要のなかった）治療を受ける必要がある、という計算になります。

検診を受けたがゆえに治療を受けることになった48人のうち、1人は、検診のおかげで寿命が延びたわけですが、残り47人は、寿命には影響しない前立腺がんを見つけてしまい、検診を受けていなければ受けなくて済んだ「余計な治療」を受けてしまった、ということになります（なお、正確を期するために追記すると、この研究の続報が報告されていて、13年間経過を追ってからの解析では、この「48人」という数字は、「27人」に変わっています）。

検診を受けることの不利益

検診を受けたことで「早期発見・早期治療」ができ、救われる命がある一方、そのかげには、さまざまな不利益もあります。

不利益の例をあげると、次のようなものがあります。

・検診を受けることの手間、費用、合併症、精神的負担
・「がんの疑い」があると言われることの精神的負担
・精密検査（前立腺生検）の手間、費用、合併症、痛み、精神的負担
・がんの過剰診断と過剰治療（必要ない治療を受けること）による手間、費用、合併症、精神的負担

そういった不利益が、命を救われる人の数よりもはるかに多くの数の受診者にもたらさ

れるわけです。

「それでも、1人でも多くの命を救うことが大事だ」

という考えもあるでしょうし、

「1人の命を救うために47人に過剰治療を行う必要があるというのは、バランスを欠いている」

という考えもあるでしょう。

実際に受診する立場から見れば、これらの数字もまた違って見えるかもしれません。

いずれにしても、検診によって救われる命があるということと、検診を受けることによる不利益もあるということをよく理解し、エビデンスに基づいて、そのバランスを考えることが重要です。

前立腺がん検診をめぐっては、いまも世界中で激しい議論が繰り広げられています。米国予防医学作業部会（US Preventive Services Task Force：ＵＳＰＳＴＦ）は、２０１２年に、前立腺がん検診の不利益は、利益を上まわるとして、前立腺がん検診は受けるべきではないとの見解を発表しましたが、これに対しても、賛否両論の意見が飛び交っています。

議論の起きない日本

でも、なぜか、日本国内では、そういった議論はあまり聞こえてきません。

ときどき見かけるのは、タレントの間寛平さんが、「ＰＳＡ検査で前立腺がんを早期発見し、早期治療した結果、再発なく元気に過ごしています」と語る、新聞の全面広告です。寛平さんの生きざまは尊敬すべきものですし、その姿に勇気づけられる人も多いと思います。でも寛平さんの体験談は、「1つ星エビデンス」にすぎず、その体験談だけで、前立腺がん検診の意義を判断することはできません。

寛平さんが、前立腺がんを早期発見・早期治療したのは事実ですが、それによって命を救われた「1人」なのか、余計な治療を受けてしまった「47人」のうちの1人なのかは、誰にもわからないのです。

マスメディアや、検診を推進する人たちは、寛平さんの体験談をセンセーショナルに伝えることで、「早期発見・早期治療」が重要だというイメージを国民に埋め込もうとしているわけですが、そういうやり方は、結局、国民の理解を得にくい気がします。

いま、国民が必要としているのは、センセーショナリズムではなく、「エビデンスに基づく医療（EBM）」の考え方であり、マスメディアは、もっと、「3つ星エビデンス」を伝える努力をするべきではないかと思います。

がん検診は、がんになっていない人を対象に行うものですので、いま生きているすべての人に関係する話です。

でも、多くの日本人は、「がん検診は受けたほうがよいのか？」という疑問に直面しながらも、結局、「自分の問題」として考えることはなく、社会全体としても、議論が深まらないまま、この問いかけは、曖昧に放置されています。

巷では、「早期発見・早期治療」というスローガンが連呼されていますが、実際のところ、「早期発見」や「早期治療」とはどういうことなのでしょうか？　そして、本当に、それは、人々の幸せにつながっているのでしょうか？

自治体の担当者も、「早期発見・早期治療」を訴えますが、検診を受けることで、どれだけ「いいこと（利益）」があるのか、あるいは、どれだけ「よくないこと（不利益）」があるのか、という説明はほとんどしてくれません。

彼らにとって大事なのは、ただ、「検診受診率」を上げることであって、受診者が恩恵を受けるかどうかには、興味がないのかもしれません。

残念ながら、これまでの日本では、がん検診について、エビデンスに基づく議論は、ほとんどありませんでした。

「早期発見・早期治療」というのは、いわば、信仰の対象であって、その教義を信じるか、信じないか、という問題になってしまっています。

自治体の担当者も、それをお経のように唱えて、日本人の信仰心に訴えようとしているわけですが、この方法では、検診受診率は上がっていないというのが現状です。

いまこそ、エビデンスに基づく議論をすべきときなのだと思います。

まず、「早期発見」「早期治療」の意味を考えてみましょう。

「早期発見・早期治療」の意味を考える

「早期発見」というのは、放っておけば進行して命を奪うようながんを、根治可能な早期の段階で見つけることです。

「早期治療」というのは、放っておけば、進行して命を奪うようながんを、早期のうちに治療して、根治させることです。

理想的ながん検診が行われ、本当の「早期発見・早期治療」を実現できれば、早期がんで見つかる人が増え、その分だけ、進行がんになる人が減り、がんで死亡する人も減ります。

でも、現実は、それほど単純な話ではありません。本当の「早期発見・早期治療」で命を救われる人がいる一方で、「早期発見・早期治療」が、「見せかけ」のものである可能性もあります。

「早期発見」したつもりでも、そのがんは、「治療の必要のないがん」かもしれませんし、いつ見つけたとしても（検診以外でも見つかったとしても）、「進行がんにはならないようながん（あとで見つかっても治せるがん）」かもしれません。

そういうがんを「早期発見」しても、ただ、「早期がん」が増えるだけであって、「進行がん」が減ったり、死亡数が減ったりすることには、つながりません。

逆に、「早期発見」したつもりでも、そのがんは、よく調べたら、すでに「進行がん」の状態になっているかもしれませんし、「早期治療」したとしても、根治できずに死亡してしまうかもしれません。

こういう場合も、「進行がん」や死亡者数が減ることには、つながりません。そもそも急速に進行するがんを、早期がんの段階で発見するのは困難であり、検診で見つかるがんの多くは、進行がゆっくりで、検診で見つけなくても問題になりにくいがんだという話もあります。

検診を受ければ、誰もが「早期発見・早期治療」の恩恵を受けられるかのようなイメージで、このスローガンが使われていますが、じつは、検診を受ける人のうち、本当の「早期発見・早期治療」で命を救われる人は、ごく一部にすぎないのです。

がん検診のなかにも、子宮頸がん検診のように、本当の「早期発見・早期治療」を実現できる可能性が比較的高く、実際に多くの命を救っていると考えられるものから、前立腺がん検診のように、ごく一部の命を救っているとしても、見せかけの「早期発見・早期治療」が比較的多いと考えられているもの、さらには、命を救えるという根拠がまったくないものまで、いろいろとあります。

すべてのがん検診を、「早期発見・早期治療」というスローガンで、ひとくくりに語ってしまうのではなく、「どのがん検診に積極的に取り組むべきなのか」や、「どういう人ががん検診を受けるべきなのか」について、社会全体で、エビデンスに基づく議論を行うべきなのだと思います。

そういう議論が盛り上がれば、がん検診は、多くの人にとって、「自分の問題」となり、本当に必要ながん検診の受診率も上がるはずです。

そして、もう一つ、指摘しておきたいことがあります。

「早期発見・早期治療」というスローガンによって、傷ついている人がいるということです。それは、「進行がん」と向き合っている多くの患者さんたちです。

「早期に発見すれば、がんは治る」

「進行がんになってからでは、もう手遅れ」

「だから、がん検診で、早期発見・早期治療を！」

そんなことが、まことしやかに語られるのを聞いて、進行がんと向き合う患者さんは、どのように感じるでしょうか。

「早期発見・早期治療」を信じきっている人から、

「がん検診を受けなかったから、こんなふうになっちゃったのよ。自業自得ね」

といった冷たい言葉を投げられたという話も聞いたことがあります。

実際、がん検診を受けていなかったことで、自分を責めてしまう人は多いようです。

でも、先に解説したように、「早期発見・早期治療」で、進行がんになるのを免れるのは、ごく一部にすぎません。検診を受けていても同じ結果になった可能性が高いということです。

また、がん検診を真面目に受けていたのに進行がんになってしまったという患者さんたちからは、「早期発見・早期治療」というスローガンはなんだったのか、という想いを聞くこともあります。

いずれの場面でも、「早期発見・早期治療」というスローガンを過信するのではなく、その本当の意味を、エビデンスに基づいて理解することが必要なのだと思います。

そして、単純な思い込みやイメージで傷ついている人がいるということへの想像力も、必要な気がします。

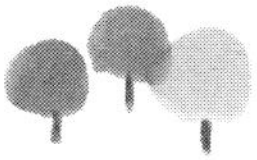

利益と不利益のバランス

「がん検診は受けたほうがよいのか？」という誰もが直面する疑問点に対して、エビデンスに基づいて考えてきましたが、この問題を考える際の４つのポイントをまとめてみます。

（１）検診の目的は何か？
（２）検診を受けて得られる「利益」はどれくらいか？
（３）検診を受けることによる「不利益」はどれくらいか？
（４）利益と不利益のバランスはどうか？

（1）検診の目的

そもそも、検診は、何のために行われているのでしょうか？

「どういう利益があれば、検診を受ける意味があると判断できるか？」と言い換えてもいいかもしれません。

この点を明らかにしないことには、検診が受けたほうがいいのかどうかの議論は成り立ちませんので、まず、ここから考えましょう。

「がんを早期発見すること？」

「がんを早期治療すること？」

「検診受診率を上げること？」

巷では「早期発見・早期治療」が大事だと言われていますし、「検診受診率をもっと上げなければいけない」という話もよく聞きます。

でも、これらは、「本当の目的」とは言えません。人々の利益に直結するものではないからです。

人々の利益に直結する「本当の目的」は、「がんで死亡する確率を低下させて長生きすること」です。

「早期発見・早期治療」が、この「本当の目的」を達成することにつながるのであれば、意味があるわけですが、もし、そうでない（長生きにつながらない）のであれば、いくら「早期発見・早期治療」が達成できたとしても、それ自体は意味がありません。前に書いた言葉で言えば、「見せかけの『早期発見・早期治療』」ということになります。「過剰診断・過剰治療」と言われることもあります。

「早期発見・早期治療」というのは、それ自体は、「本当の目的」ではなく、「死亡率を減らす」という「本当の目的」と結びついて初めて意味を持つ、「仮の目的」なのです。「検診受診率を上げる」というのも、同じく、「仮の目的」であって、死亡率が減らないのであれば、それ自体に意味はありません。

世の中では、これらの「仮の目的」が、「本当の目的」であるかのように語られ、「本当の目的」が見失われてしまっていることがよくありますので、注意が必要です。

（2）検診の利益

「本当の目的」である「がんで死亡する確率を減らすこと」を達成することが、検診の「利益」です。そして、「利益」があるかどうかを判断するときの根拠が、「エビデンス」です。

エビデンスから「利益」を読みとるときには、ちょっとしたコツが必要です。それは、

「どのような人たちに」

「どのようなことをしたときに」

「どれくらいの利益があるのか」

をはっきりさせることです。

インドの子宮頸がん検診のエビデンスでは、

「子宮頸がん検診が普及していないインドの、35〜64歳の女性に」

「『酢』を用いた子宮頸がん検診を2年に1回行ったとき」

「子宮頸がんで死亡する確率が31%下がった」

と読みとれます。

「酢」よりも精度の高い「細胞診」による子宮頸がん検診が行われている日本で、このエビデンスをそのまま当てはめるわけにはいかないのですが、細胞診による子宮頸がん検診が普及した先進国で、子宮頸がん死亡率が軒並《のきな》み下がっているという事実と合わせて考えれば、子宮頸がん検診により、「子宮頸がんで死亡する確率を下げらせる」というのは、間違いなさそうです。

利益の程度について、「死亡率が31％下がった」と聞くと、検診を受けた１００人中31人に利益があるように思うかもしれませんが、正確には、「検診を受けていなかったら亡くなっていたはずの人のうち、31％の命が救われた」ということです。

この臨床試験では、約12年のあいだに、検診を受けなかった約７万６０００人の女性のうち98人が子宮頸がんで亡くなり、検診を受けた約７万５０００人の女性のうち67人が子宮頸がんで亡くなっていました。約７万５０００人が検診を受けたことによって、約30人の命が救われたと計算できますので、検診を受けた人のうち、実際に利益があったのは、０・04％ということになります。

「31％」と「０・04％」では、だいぶ印象が違いますが、このあたりの数字の意味をきちんと理解することも重要です。

０・04％というと、「非常にわずか」と思うかもしれませんが、日本の35～64歳の女性約２５００万人が検診を受けたとすれば、最初の12年間で、約１万人の命が救われるという計算になります。「０・04％」と「１万人」というのも、印象は違いますね。

世の中では、こういう数字が、伝える側の都合のいいように伝えられがちです。悲しいことですが、数字を巧みに操って、皆さんを騙《だま》そうとしている人たちも、たくさんいますので、注意が必要です。

(3) 検診の不利益

前にも書きましたが、検診を受けることに伴って、不利益もいろいろと生じます。

まず、検診を受けること自体の負担があります。時間をとられますし、検査によって、痛みや、恥ずかしさを感じることもあります。検査の結果によって、「がんの疑いがある」と言われたら、誰でも不安を感じます。

多くの場合、それは、「余計な不安」なのですが、精密検査で、がんではないという結果が出たあとも、ずっと不安を払拭できないような人もいます。

精密検査では、検診の最初の検査よりも、身体的負担や、精神的負担が、強くなります。

死亡率減少につながらない「見せかけの『早期発見・早期治療』」では、必要のなかった「過剰検査」と、必要のなかった「過剰治療」が行われることになり、これもまた、不利益です。

検診を受ける人の身体的・精神的な負担だけでなく、検診、精密検査、治療にかかる費用も、不利益と考えられます。

前にご紹介した、前立腺がん検診のエビデンスでは、前立腺がんで死亡する人を「1人」減らすために、「1410人」が検診を受け、「339人」が前立腺生検を受け、「47人」が「過剰治療」を受けていました。身体的負担や精神的負担を数字で表すのは難しいのですが、前立腺生検や治療を受けるときの苦痛や不安を想像すれば、それなりの「不利益」があることは理解できると思います。

(4) 利益と不利益のバランス

利益と不利益をエビデンスから読みとったら、最後に、その2つを天秤にかけて、バランスを判断することになります。利益の重みや、不利益の重みは、一人ひとりの価値観によっても異なりますので、判断は、必ずしも一定ではありません。

「不利益」を大きく上まわる「利益」が期待できる、「本当に必要な検診」であれば、「これだけの不利益が予想されますが、そうだとしても、あなたにとって、社会にとって、これだけの利益が期待できますので、ぜひ検診を受けましょう」と訴え、社会全体でこの検診に取り組むべきでしょう。

「利益」と「不利益」のバランスが微妙な場合には、社会全体で、その検診の意義について議論を行いつつ、実際に検診を受けるかどうかは、国民一人ひとりが、自分自身の価値観に基づいて判断するべきでしょう。

「利益」が証明されていないような検査は、「有害無益」である可能性が高いわけですので、無闇に行うべきではありません。健康診断では、何でもかんでも検査項目は多いほうがよい、と考える人がいますが、それは間違いです。

確実に言えるのは、「利益」と「不利益」に言及せずに、ただ、「早期発見・早期治療」のスローガンを連呼していても、何の意味も、説得力もないということです。

これからの時代、社会全体で、「エビデンスに基づく議論」を行い、国民一人ひとりが、「エビデンスと自分自身の価値観に基づく判断」をするべきなのだと思います。

ゼロではないリスクを受けとめる

すべての医療行為には、「リスク」が伴います。

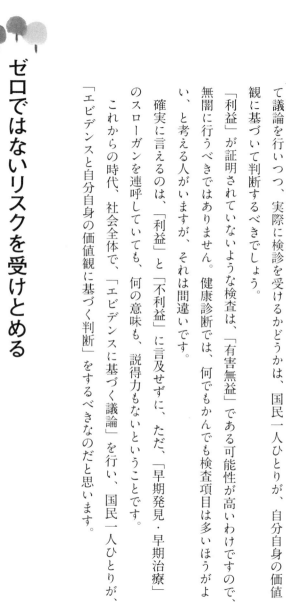

リスクとは、副作用が起きたり、苦痛を感じたり、死亡したりする、「不利益（よくないこと）」です。

リスクがあるとわかっていながら、なぜ、わざわざ医療行為を受けるのでしょうか？ それは、リスクを上まわる「ベネフィット」が期待できるからです。ベネフィットとは、病気が治ったり、症状が楽になったり、命の長さが延びたりする、「利益（よいこと）」です。

リスクが生じる可能性があっても、それを上まわるベネフィットが期待できる場合に限って、その医療行為は正当化されます。

リスクというのは、小さいほうがよく、医療従事者は、医療行為に伴うリスクを、できるだけ小さくする努力をしなければなりませんが、医療従事者がどんなに努力しても、リスクはゼロにはなりません。

リスクをゼロにしたければ、その医療行為を行わないという考えもありますが、そうすると、得られるはずのベネフィットが得られなくなりますので、病気が進行してしまうなどのリスクを負うことになります。結局、リスクからは逃れられないということです。

医療行為に限らず、リスクに囲まれて生きているというのが、われわれの宿命です。それでも、リスクはゼロであってほしいと、多くの人が願っています。

理想を求める気持ちはわかるのですが、ゼロではないリスクに囲まれているという現実に目を背けて、ひたすらに、「ゼロリスク」を追い求めつづけることには、いろいろと問題があります。

「リスクはゼロでなければいけない」という考え方に取りつかれることは、「ゼロリスク症候群」と呼ばれることもあります。

「ゼロリスク症候群」の症状をまとめると、次のようになります。

(1) リスクがゼロの状態があり得ると信じている
(2) (どんなに小さいリスクでも)「ゼロではないリスク」は許容できない
(3) リスクがゼロでない限り、ベネフィットについて考えることができない

「ゼロではないリスク」を許容できず、ひたすら「ゼロリスク」を求める「ゼロリスク症候群」。この考え方に陥ってしまうことの最大の問題点は、バランスのとれた判断と、本質的な議論が、できなくなってしまうことにあります。

世の中に、「ゼロに近いがゼロではないリスク」はたくさんありますが、そのリスクが社

会問題になっているかどうかで、評価はまったく違ってきます。

あるものは、わずかなリスクのために世の中から徹底的に排除され、あるものは、リスクが無視され「ゼロリスクである」と妄信されています。

この線引きは、けっして本質的なものではなく、「気になるか」「目を背《そむ》けているか」という、気分の問題と言っていいかもしれません。そもそも、「リスクがゼロである」という状態は、現実には存在しません。

「リスクがゼロである」と「リスクがゼロではない」の間に線を引くこと自体が、幻想にすぎないのです。そういう線引きが可能であると信じ、そこに判断の基準をおく「ゼロリスク症候群」の考え方では、世の中を正しく見ることはできず、本質的な議論をすることもできません。


では、私たちはどうすればよいのでしょうか?

現実的かつ生産的な議論をするためのポイントは、次の3点です。

(1)「ゼロではないリスク」をきちんと受けとめる

（２）「リスクがゼロであるかどうか」ではなく、「リスクの程度がどれくらいか」を考える

（３）リスクとベネフィットのバランスを議論する

ゼロリスク症候群では、「リスクがゼロであるか、ゼロではないか」という議論に終始しがちですが、そもそも、「ゼロリスク」はあり得ませんので、この議論自体が無意味です。「ゼロではないリスク」から目を背けて、思考が停止していると言ってもよいかもしれません。

まずは、リスクの存在を認めるところから始めないと、本質的な議論はできませんし、リスクを小さくする取り組みもできません。

それなのに、この国では、「リスク」を語ることはタブーとされてきました。国民のあいだでは、「リスク」は毛嫌いされ、「ゼロリスク症候群」が蔓延《まんえん》しています。

国や政治家や専門家は、リスクを伴うことを進める際に、（１）（２）（３）のポイントを丁寧に説明すべきなのですが、実際には、あまりそういう努力をすることはなく、ゼロリスク症候群に同調して、「リスクはゼロである」と平気で言ってしまいます。

そうやって、ゼロリスクの幻想だけが広まり、人々は思考を停止して、大事な議論がなされないままになっています。

２０１１年3月11日、私たちは、「未曾有《みぞう》の」大災害と、「未曾有の」大事故を経験しました。「想定外」のリスクが起こりうることを、多くの尊《とうと》い命の犠牲《ぎせい》とともに、私たちは知ったわけです。

でも、これだけのことを経験しながら、「この国は何も学んでいないのではないか」と思うことがあります。

想定外のリスクがゼロではないというところから議論すべきなのに、専門家は、「想定が間違っていた」と、なおも、想定の線引きだけを議論していて、想定外のリスクはゼロであるという幻想（ゼロリスク症候群）から抜け出ていないのです。

私たちは、医療においても、社会においても、ゼロではないリスクと向き合いながら、より生産的な議論を行っていく必要があります。

腫瘍マーカーはむやみに測らないほうがよい

「気持ちが晴れないまま、悶々と過ごしています」

横山博さん（仮名、76歳）は、5年前に早期肺がんの手術を受け、その後、順調に経過していたのですが、とても気になっていることがあります。それは、術後の経過観察の際にチェックしている、血液検査の「CEA」の値が、3年前から、高めで推移していることです。

「CEA」は、「腫瘍マーカー」と呼ばれる、血液検査の項目の一つで、がんの患者さんで上昇していれば、がんの勢いを反映している可能性があります。

横山さんも、そのことはよくご存じで、「肺がんが再発したに違いない」と、絶望的な気持ちになっていました。

経過観察していた外科の担当医は、「CT」や「PET-CT」などの画像検査を行ったり、胃カメラや大腸カメラの検査を行ったり、からだ中を、くまなく検査しましたが、がんの再発や、新たながんの出現は見つかりません。

「これだけ検査して、がんが見つからないのだから、安心していいですよ」

と説明を受けても、横山さんの気持ちは晴れません。

1年前、ＣＥＡの値がさらに少しだけ上昇したところで、横山さんの不安はピークに達し、外科医からの紹介で、私の診察室にやってきました。

「もう、肺がんが全身に広がって、私は末期なんです。早く診断して、治療をすぐに始めなければ、死んでしまう。腫瘍内科に行ったら、もっと細かい検査をしてもらえるはずだと言われて、すがるような気持ちでここに来ました」


このような患者さんが、私の診察室に来られるのは、珍しいことではありません。横山さんのような、手術後の経過観察中に腫瘍マーカーの値が上昇したという患者さんも多いですが、より多いのは、「健康診断で腫瘍マーカーの値が高いことがわかり、腫瘍内科を受診するように言われた」という患者さんです。

「患者さん」と書きましたが、腫瘍マーカーの値が上がること自体は、「病気」ではありませんので、適切な表現ではないかもしれません。

実際、「腫瘍マーカーの値が高い」という理由で病院に来られる方の多くは、「病気」が見つからないまま、通院を終えます。

ただ、そういう方々の多くは、「大丈夫でしたよ」と言われても、気分が晴れることはなく、不安という「後遺症」に苛《さいな》まれます。これは、現代医療の生み出す悲劇の一つと言ってもいいかもしれません。

日本の医療現場では、腫瘍マーカーが漫然《まんぜん》と測定され、この数値に翻弄されている方は数多くおられます。時に役に立つこともある腫瘍マーカーですが、その意味を理解しながら適切に活用しないと、このような悲劇を生むことがあります。

腫瘍マーカーが使われる目的には、主に次のようなものがあります。

（1）がん検診（がんの早期発見）
（2）早期がん手術後の経過観察（再発の早期発見）
（3）進行がんの「病気の勢い」の評価（治療効果判定）

腫瘍マーカーの値が上昇するのは、一般に、からだ中にがんが広がっている「進行がん」

の場合です。進行がんでは（3）の「治療効果判定」の目的で使う意義が、ある程度確立しています。

腫瘍マーカーの値が上がれば、病気の勢いが増していて、治療が効いていないということ、腫瘍マーカーの値が下がれば、治療が効いているということを示唆《しさ》します。

ただし、腫瘍マーカーの値は、あくまでも、「参考」にするべきものであって、それを下げることが治療の目的ではありません。

患者さんや医療者のなかには、数字でわかりやすく示される検査値を、あたかも、患者さんの運命を決定するものであるかのように思い込む人もいて、腫瘍マーカーの値が上がったり下がったりするたびに一喜《いっき》一憂《いちゆう》していますが、そこまで思いつめるほど本質的なものではありません。

CEAを含む、多くの腫瘍マーカーは、「早期がん」で上昇することはありませんので、（1）の「がんの早期発見」の目的で使うことには、無理があります。

健康な人に検査を行って、腫瘍マーカーの値が高かった場合、それをきっかけに、「進行がん」が見つかることもありますが、がんとは診断されないことも多く、いずれにしても、

「早期がん」が見つかることはほとんどありません。

逆に、腫瘍マーカーが正常値であったとしても、「早期がん」がないという保証にはなりませんので、それだけで安心してしまうのは、正しい理解とは言えません。

本当はがんがあるのに、検査では陰性（腫瘍マーカー正常）の結果が出ることを「偽陰《ぎいん》性《せい》」と呼び、本当はがんではないのに、検査では陽性（腫瘍マーカー高値）の結果が出ることを「偽陽性《ぎようせい》」と呼びます。

がんの早期発見の目的で行う腫瘍マーカー検査では、早期がんがあっても、「偽陰性」となることが多い一方で、がんではないのに、「偽陽性」となって、余計な不安を与えられ、余計な検査を受けなければいけない人が、たくさん出てくるわけです。

真の「陽性」であっても、見つかるのは「進行がん」であることが多く、がんを早期発見するという目的にはかなっていません。

こう考えると、早期発見の目的で腫瘍マーカー検査を受けても、何もいいことはないように思えます。

ただ、前立腺がんのＰＳＡや、卵巣がんのＣＡ１２５や、肝臓がんのＡＦＰなど、一部の腫瘍マーカーは、「早期がん」でも数値が上昇するため、がんの早期発見に活用できる可能性があります。

このうち、PSA検査による前立腺がんの検診については、この章の前半で紹介した通り、賛否両論の意見があり、検診に使うべきかどうかの議論は定まっていません。

最有力候補のPSAでもこのような状況ですので、早期発見には向かないCEAなどの一般的な腫瘍マーカーは、検診や健康診断では検査するべきではないのですが、いまも、「健康診断でCEAが高いと言われました」と言ってやってくる「患者さん」は、跡を絶ちません。

健康診断を扱う業者のなかには、腫瘍マーカー検査を「オプション」として提案し、追加料金を取っているところもあるようです。

「オプション」と聞くと、なんだか、やっておいたほうがよさそうな気になりがちですが、腫瘍マーカー検査の目的や、それに伴う不利益をよく理解したうえで、適切な判断をする必要があります。

「健康診断では、腫瘍マーカー検査を受けてはいけない」というのが、私からのアドバイスです。

それでも、腫瘍マーカーを測ってしまい、「高値」の結果が出た場合は、安心のために、やむをえず、いろんな検査をすることになります。

そして、精密検査で異常がないことを確認できた場合は、こう説明します。

「がんの所見は見つかりませんでしたので、安心してください。腫瘍マーカーは、『偽陽性』だったと考えられます。今回は、過剰な検査を行うことになってしまいましたが、次に健康診断を受けるときは、腫瘍マーカーを測らないほうがよいと思いますよ。もう腫瘍マーカーのことは忘れましょう」

不安にかられながら、いろんな検査を受けて、「がんでなくてよかったです。これですっきりしました」と満足する方もいますが、「肉体的にも精神的にも疲れたし、いまも、モヤモヤが残っています」という人のほうが多いようです。追加料金を払って受けたオプション検査で「得たもの」は、何だったのでしょうか？

（2）の「再発の早期発見」の目的で腫瘍マーカーを使うことについても、いろいろと議論があります。「偽陰性」や「偽陽性」の問題は、ここでも生じます。

横山さんは、「偽陽性」の結果に苦しんだわけです。

真の「陽性」であった場合、がんの再発を早期に発見できたということになりますが、再発を早く見つけて、症状が出現するより前から治療を開始する意義があるのか、というポイントも考える必要があります。

大腸がんであれば、再発を早期に見つけて、手術などで根治をめざすことがあり、その意義は、臨床試験でも証明されています。国内外の、大腸がんのガイドラインでは、CEA等の腫瘍マーカーを、（2）の目的で測定することが推奨されています。

一方、肺がんや乳がんの場合は、（2）の目的で、CEA等の腫瘍マーカーを測定する意義は示されておらず、国内外のガイドラインでは、「手術後の経過観察中に、腫瘍マーカーを漫然と測定すべきではない」とされています。

乳がんについては、手術後の経過観察中に、腫瘍マーカーを含む検査を頻繁に行うグループと、最低限の検査だけを行うグループを比較するランダム化比較試験が、日本でも行われており、その結果が待たれています。

腫瘍マーカー検査をめぐっては、いろいろな考え方があるわけですが、いずれの場面においても、

・検査を受ける目的は何か
・検査の精度はどうか（偽陰性や偽陽性の可能性がどれくらいあるのか）
・検査結果をどう解釈し、どう行動するか
・検査を受けることによって得られる利益は何か
・検査を受けることによって生じる不利益は何か

といったことを、きちんと考えておくことが重要です。何でもかんでも検査は受けたほうがよいとは考えず、検査による不利益の存在も知っておく必要があります。

ＣＥＡが上昇し、不安に苛まれ、切羽詰まった想いで私の診察室に来られた横山さんに、私は、時間をかけて説明しました。

「ＣＥＡが上昇してから2年たちますが、最新のＰＥＴ-ＣＴ検査も含め、これまでの検査で、がんの所見は見られていませんので、『偽陽性』と考えていいでしょう」

「ＣＥＡ検査を受けていなければ、いまある不安はなかったはずです。でも、検査は受けてしまったわけですから、あとは、考え方の問題でしょう。検査を受けたこと自体を忘れて、『ＣＥＡの呪縛《じゅばく》』から逃れたほうがいいのではないでしょうか」

「症状が出ない限り、余計な検査を受けるのはやめて、気楽に過ごしましょう」

「いま見つかっていないがんや別の病気が、これから出てくる可能性は、もちろんあります。でも、そのときになってから、最適な選択を考えればいいのではないでしょうか。いま起きていないことをあれこれ考えて、不安になる必要はありません」

「もし、がんが見つかったら、そのときは、私が担当医となって、横山さんのために、最善の医療を行うことを約束します」

横山さんは、こう言いました。

「先生の言っていることは、頭ではわかるけど、やっぱり、気持ちは晴れないんですよ。もう私は、ＣＥＡの呪縛から逃れられない気がしています。いつも家にこもって、誰ともしゃべらず、悶々と過ごしています。でも、これからも先生のところに通っていいですか？」

それ以来、横山さんは2ヶ月に1回、私の診察室に通院しています。

毎回30分ほど、同じようなことを繰り返しお話ししているだけですが、最近は、少しずつ、病気以外のことも考えられるようになってきたようで、雑談にもバリエーションが出てきました。最初にお会いしたときより、表情も明るくなってきたように思います。

横山さんのような方々とお話ししていると、「医療の意味」を考えずにはいられません。たった一つの検査をするときでも、「医療は人間の幸せのためにある」という原点は、忘れないでいたいものです。

第7章

近藤誠さんの主張を考える

不毛な抗がん剤論争を超えて

患者さんと交わした5つの約束

順調にキャリアを重ねてきた植田京子さん（仮名）は、59歳のとき、貧血がきっかけで、胃がんと診断されました。

胃の病変からは少しずつ出血があり、周囲にはリンパ節転移もありましたが、手術と、術後の抗がん剤治療によって、根治を期待できる状況でした。最初に受診した病院の医師は、手術と抗がん剤治療をすすめましたが、植田さんは、それを強く拒否しました。

植田さんは、次のような信念を持っていました。

「がんになっても、自然に、穏やかに、過ごしたい」

「正常な細胞も傷つけるような、抗がん剤治療や手術は受けたくない」

植田さんは、治療を拒否したあと、その病院にはかからず、民間療法などを受けていましたが、体調は徐々に悪化していきました。貧血も進行し、緊急入院で輸血を受けることもありましたが、結局、1ヶ所の病院で継続して治療を受けることはなく、いくつかの医療機関を転々としていました。

私の診察室に来られたのは、診断から約8ヶ月後のことでした。

検査の結果、病気は、診断時よりも明らかに進行していましたが、はっきりとした遠隔転移はなく、いまから手術をすれば、根治の可能性もあるし、仮に根治ができなくとも、出血などの症状を抑えて、全身状態の改善が期待できると説明しました。ただ、本人の信念は固いものでした。

「手術や抗がん剤で、命の長さが延びるとしても、つらい治療は絶対に受けません」

私は、植田さんの想いに耳を傾けつつ、治療は、つらい思いをするためにやるわけではなく、むしろ、つらい症状をやわらげ、できるだけいい状態を保つことを目的に行うものであることなどを説明しました。

最初のうちは、植田さんも、私も、身構えていた感じでしたが、お互いに、だんだんと本音をぶつけ合うようになり、私の説明にも、少しずつ理解を示してくれるようになりました。がんという病気との向き合い方、治療の考え方から、死生観へと話題は広がりました。

私は、植田さんと5つの約束をしました。

・植田さんの価値観はきちんと尊重すること
・最期まできちんと緩和ケアを行うこと
・厳しい状況を迎えた場合には、できるだけ穏やかに看取《みと》ること
・つらい治療を押しつけたりしないこと
・だから、私のところへ通うのをやめたりしないでほしいこと

その後、植田さんは、定期的に私の外来に通うようになりました。

しばらくして、植田さんは食事をとっても嘔吐《おうと》してしまい、ほとんど食べられない状態になりました。胃がんの進行により、食べものが胃から腸へとスムーズに流れなくなってしまったのです。

植田さんは、それでも、「つらい治療」は受けたくないと言いました。

私は、こう説明しました。

「『手術は受けない』とか、『抗がん剤治療は受けない』とか、そういうことを先に決めるのではなく、『どのように生きたいのか』、『何をめざして治療するのか』というところから

考え、その目標に適《かな》った治療を、柔軟に選んだらどうですか」

「これからの時間を穏やかに過ごしたいのであれば、抗がん剤を使って、がんの勢いを抑えるのがいいと思います」

「つらい思いをするために抗がん剤を使うのではなく、つらい症状を取り除き、植田さんらしい生き方を貫《つらぬ》くために、抗がん剤を使ってみたらどうですか」

いくつかの選択肢を話し合った末に、植田さんは、抗がん剤治療を受けることを決めました。使う抗がん剤については、エビデンスと本人の価値観に基づいて選択しました。

外来で1ヶ月間行った抗がん剤治療がよく効いて、植田さんは、再び食事をとれるようになり、貧血も改善して、だいぶ元気になりました。「絶好調です」と、以前と同じ笑顔も見せてくれました。

でも、元気になってみると、植田さんは、再び、「抗がん剤はやりたくない」と言うようになりました。

「抗がん剤がよく効いて、元気になったのは確かですが、やっぱり、抗がん剤で自分のからだがむしばまれている感じは否めません。次に食べられなくなったら、そのときが寿命だと思って、もう、抗がん剤治療は受けません」

植田さんの決意は固く、その後は、抗がん剤治療は受けることなく、外来で緩和ケアのみ行うことになりました。

そして、私が植田さんとお会いしてから7ヶ月後、植田さんは、食事がとれなくなり、全身衰弱が進んで、別の病院に救急搬送され、亡くなりました。

手術を受けるように、あるいは、抗がん剤を続けるように、もっと強く説得したほうがよかったのかもしれませんが、そうしていたら、植田さんは、私の診察室には来なくなっていたでしょう。

いまでも、すっきりしない気持ちはありますが、これが、植田さんの「生きざま」だったのだと思います。自分の信念を貫き、自分の価値観にそって生きぬいたわけですので、それについて、医療者がとやかく言うべきものではないのかもしれません。

医療者として、正しい姿勢であったという自信はありませんが、植田さんの「生きざま」の最期の一部分を、そっと支えることができたのは、貴重な経験でした。

植田さんのように、自分の信念に基づいて治療方針を選択する方は増えています。基本的に、そういう信念や価値観は尊重されるべきもので、医療者側の価値観を押しつけるべきではないと思っています。

ただ、その信念が、誤ったイメージや、偏った意見や、恣意的《しいてき》な情報に基づいている場合には、どうしたらよいものでしょうか？

「誤っている」とか「偏っている」とか「恣意的である」とかいう判断自体が、医療者側の価値観に偏っているというご批判もあるかもしれませんが、そういうことも含めて、思い悩む毎日です。

最近、とくに気になるのは、「抗がん剤治療は絶対受けません」と言う患者さんが増えていることです。この風潮の背景には、ある一人の医師の主張があるようです。

近藤誠さんの主張

近藤誠さんは、放射線治療を専門とする医師で、１９９６年に、『患者よ、がんと闘うな』（文藝春秋）という本を出して話題を呼んで以来、抗がん剤を否定する主張を展開しています。その後、『抗がん剤は効かない』や『がん放置療法のすすめ』（いずれも文藝春秋）、『医者に殺されない47の心得』（アスコム）といった本も出していて、よく読まれています。

近藤さんと私は、世代も、がん診療についての考え方も、かけ離れていますが、学生時代にボート部に所属していたこと、放射線科の医局に属して主に乳がん診療に取り組んできたことなどの共通点があり、それなりの親近感を持っていました。

私が医者となって間もない２０００年の頃には、患者団体の会報やシンポジウムなどで、近藤さんと論争を繰り広げたこともありますが、若造相手でも、きちんと話を聞き、真剣に議論しようという姿勢には好感が持てました。この頃は、「患者さんの幸せを第一に考える」という想いは共通していたように思います。

ただ最近の近藤さんの主張は、いきすぎているように感じます。医療界からの反発を浴びつづけるなかで、原理主義のように、極端な考え方に突き進んでいるようです。批判的な主張に対しては、揚げ足をとるような反論ばかりして、本質的なところは取り合おうとはせず、生産的な議論を避けているように見えます。

近藤さんの主張は次のようなものです。

・抗がん剤に延命効果はない
・抗がん剤に延命効果があるというエビデンス（臨床試験の結果）があっても、それは、腫瘍内科医が人為的操作を加えたものなので、信用してはいけない
・がんの治療は命を縮める（医者に殺される）だけなので、治療は受けずに放置するのがよい

これらの主張をそのまま信じてしまう人は、必ずしも多くはないと思いますが、近藤さんの本を読んだ患者さんは、それなりの戸惑いを感じるはずですし、実際、医療現場では、混乱が生じています。

「抗がん剤が効かないって本当ですか？」
「がん放置療法をやってもらえませんか？」

という言葉は、何度も聞きました。

「家族（友人）から、抗がん剤なんてやってちゃダメだと言われて、困ってるんです」と

いう悩みを聞いたこともありますし、「近藤さんの本を読んで、病院に行かなくなった知人がいます。家族の説得にも耳を貸さないみたいです」なんていう話もありました。

近藤さんの主張の3つの問題点

抗がん剤には、プラス面だけではなく、マイナス面があるのは事実ですし、医者にもいろんな意見の人がいるのだと知っておくのは重要なことです。近藤さんの本が、がんとの向き合い方について考えるきっかけになるとすれば、それは、とてもいいことだと思います。

ただ、近藤さんの主張には、いきすぎたところや、誤りが多々ありますので、それに惑わされないような注意が必要です。近藤さんの本には、「腫瘍内科医の言うことを信じてはいけない」とも書いてありますので、腫瘍内科医である私が、いくら、「近藤さんは間違っている」と言っても、「いったいどっちが正しいのか?」「どちらを信じればいいのか?」

という話になって、ますます混乱してしまうかもしれません。

近藤さんの本がベストセラーになっている背景には、現在のがん医療への不信感があるのも確かで、近藤さんの主張の誤りを指摘するだけでは、そういう不信感は解消しないでしょう。

この章では、近藤さんの主張の問題点を指摘しつつ、私たちに足りていなかったことも反省し、より生産的に、がん医療との向き合い方を考えたいと思います。

近藤さんの主張で、特に問題があると思うのは、次の3点です。

（1）「抗がん剤は絶対ダメ」と主張するだけで思考停止している。
（2）EBMのルールを無視し、エビデンスを偽装している。
（3）がん患者を放置している。

「絶対ダメ」というのは思考停止では？

近藤さんの主張の一つ目の問題点は「『抗がん剤は絶対ダメ』と主張するだけで思考停止していること」です。

近藤さんは、抗がん剤について「絶対ダメ」と否定します。ここが、近藤さんの出発点であり、基本的原理ですので、その原理に反することは、ことごとく否定します（こういう姿勢を、「原理主義」といいます）。

抗がん剤の有効性を示すエビデンスがあっても、近藤さんは、エビデンスが間違っていると主張しますので、誰かが、エビデンスに基づいて反論しても、議論がかみ合うことはありません。

「抗がん剤は絶対ダメ」というのが結論で、あとは思考停止してしまっているようです。近藤さんの主張に共感する患者さんは、「抗がん剤についてこれ以上考えなくてよい」という部分に惹かれて、近藤さんと同じように、思考を停止してしまっているのかもしれません。

近藤さんに言わせると、私のような「腫瘍内科医」は、「抗がん剤ワールドの住人」という悪者です。患者さんがどうなろうと、製薬業界や自分自身の利益のためだけに抗がん剤を使いまくる存在のようです。

「抗がん剤」と「腫瘍内科医」を悪者とする「善悪二元論」が徹底していますね。でも、腫瘍内科医の実像はだいぶ違います。

腫瘍内科医は、「抗がん剤」の専門家ですが、「抗がん剤を使いまくる」ことはありません。抗がん剤のいい点も悪い点もよく知っているからこそ、「抗がん剤を使うか使わないかを適切に判断すること」にこだわります。

私の診察室には、いろんな患者さんが来られます。

「とにかく、なんでもいいので、抗がん剤を使ってください」と訴える患者さんもいれば、植田さんのように、「何があっても、抗がん剤治療は受けません」という患者さんもいます。

腫瘍内科医は、そんな患者さんの想いに耳を傾けつつ、患者さんにとってマイナスに働く可能性が高ければ、抗がん剤をやめることをおすすめし、プラスに働く可能性が高ければ、抗がん剤治療を受けることをおすすめします。

プラスやマイナスというのは、言葉では簡単ですが、実際には、微妙なバランスから導かれるものであり、「何のために治療をするのか」によって、その方向性は違ったものになります。

病状によっては、ギリギリの判断を迫られることもあるわけですが、そんな状況でも、患者さんにとって最善の医療を考えるのが、腫瘍内科医の仕事です。

「抗がん剤は絶対ダメ」とか、「抗がん剤は絶対使わなきゃダメ」と思い込んで、それ以上の思考を停止してしまうのではなく、「どのように病気と向き合い、どのように生きていくか」をよく考え、リスクとベネフィットのバランスを慎重に検討したうえで、自分なりに納得できる選択をすることが重要です。

ＥＢＭのルールにそった議論を

近藤さんの主張の二つ目の問題点は、「ＥＢＭのルールを無視し、エビデンスを偽装していること」です。

かつての近藤さんは、乳がんの手術の方法として、乳房をすべて切除する「乳房全摘《ぜんてき》術」と、しこりだけをくりぬく「乳房温存《おんぞん》術」で、遠隔転移をきたす割合や生存率に違いがないというエビデンスをいち早く紹介し、乳房温存術の普及と、ＥＢＭの普及に貢献《こうけん》しました。これは、尊敬に値する功績だと思っています。

でも、最近の近藤さんは、エビデンスに基づいて論じているように見せかけながら、実際は、ＥＢＭのルールに違反していることが多々あります。

近藤さんは、抗がん剤の臨床試験を紹介して、有効性が証明されなかったものについては、「信頼できる」と言い、有効性が証明されたものについては、「腫瘍内科医が人為的《じんいてき》操作を加えた結果なので、信頼できない」と言います。

自分に都合のよいエビデンスだけを根拠にして、そうでないエビデンスを否定するというのは、やっぱり、ルール違反です。

近藤さんの主張に対して、多くの医師が、ＥＢＭのルールにそって反論しましたが、ルールを無視してズバッと切り捨てる近藤さんに太刀《たち》打《う》ちできていないというのが現状です。柔道家が、礼節を重んじて、厳格なルールのもとで試合に臨もうとしているのに対して、悪役レスラーが、凶器や反則技《はんそくわざ》を繰り出して攻撃しているような構図です。

医者の世界では、ＥＢＭのルールが共有されていて、そのような悪役レスラーが活躍することはありません。学会や学術雑誌においては、反則技は認められず、レスラーは反則負けとなりますので、柔道家同士が、厳格なルール（ＥＢＭ）に従って、礼節のある試合（科学的な議論）を行うことができます。

でも、ＥＢＭのルールが共有されていない世の中では、派手な反則技（センセーショナリズム）を繰り広げて柔道家を倒す悪役レスラーのほうが、喝采《かっさい》を浴びます。このような世界では、生産的な議論は成り立ちません。ＥＢＭのルールが絶対だというつもりはありませんが、情報の質を見極めるためには、ある程度のルールは必要です。柔道とプロレスのルールの違いくらいは、誰もが理解しておくべきですし、マスメディアは、センセーショナリズムよりも、エビデンスを重視した報道を心がけるべきだと思います。

ＥＢＭのルールをある程度知っていれば、近藤さんの主張のうち、エビデンスにそって説明している部分と、ＥＢＭのルールから外れている部分を見分けられるはずですので、そういう目を養うことも必要でしょう。

ＥＢＭのルールがもっと広まって、いつか、近藤さんとも、畳の上で、礼節を持って組み合える日が来るのを願っています。

エビの偽装より重大な「エビデンスの偽装」

近藤さんは、エビデンスを斬新《ざんしん》に解釈することが多く、それが核心をついていることもあるのですが、あまりに想いが強いので、自分の主張と合わないエビデンスがあると、それを歪《ゆが》めて解釈してしまうことがあるようです。

抗がん剤によって命を縮めてしまう場合がある、というのは、その通りですし、近藤さんが「がん放置療法」と言うように、抗がん剤治療をしないで様子を見たほうが長生きできる場合があるのも確かです。

でも、すべての場面で、すべての人に、「がん放置療法」をすすめる、というのは、エビデンスに基づく主張とは言えません。

『がん放置療法のすすめ』（文春新書）には、進行肺がんの、「治療しないで様子を見た場合の予想生存曲線」が示されていて、1年後の生存率は100%となっています。「抗がん剤を受けたりしなければ、すぐに死ぬことはない」という、近藤さんの思い込みを表したグラフなのですが、進行肺がんの現実とはかけはなれたものです。さらにいけないのは、この、思い込みの曲線を、抗がん剤の臨床試験で示された、現実の生存曲線と比較していることです。

進行肺がんでは、抗がん剤を行ったとしても、1年以内に亡くなる方が多いのが現実で、近藤さんの思い込みに基づく「がん放置療法の生存曲線」よりも、成績が悪く見えます。近藤さんは、これを根拠に、「抗がん剤は寿命を縮めるだけ」だと結論しているのですが、「思い込み」と「現実」を比較するのは、科学的とは言えません。

近藤さんは、このような手法を使って、しばしば、エビデンスを「偽装」します。

右の例は、あまりに露骨《ろこつ》なので、偽装に気づく人も多いと思うのですが、近藤さんの本には、より巧妙な偽装も仕込まれているので、注意が必要です。

医療の現実を知らないがゆえの「誤表示」なのか、自分の主張を通すための、意図的な「偽装」なのかはわかりませんが、いずれにしても、EBMのルールに違反しているのは確かです。

近藤さんは、抗がん剤の延命効果を示した臨床試験については、「腫瘍内科医が『生存曲線』に人為的操作を加えているので、信頼できない」と主張するわけですが、自分が加える「人為的操作」には無頓着《むとんちゃく》なようです。

数年前、「食品偽装」が社会問題になりました。バナメイエビを「芝エビ」と表示したり、ブラックタイガーを「車エビ」と表示したり、ロブスターを「伊勢エビ」と表示したり、いろんな「エビ」の偽装が連日のニュースをにぎわせました。「エビ」の偽装には、これだけ関心が集まったというのに、「エビデンス」の偽装については、マスメディアも、国民も、あまり気にしていないようです。

「エビデンス」は、患者さんの人生を左右する意思決定の根拠となるものですので、それを偽装するのは、「エビ」の偽装よりもずっと重大なことです。

エビデンスの偽装をすべて見抜くのは難しいかもしれませんが、「エビデンスの偽装はダメなこと」だという、ＥＢＭのルールを知っているだけでも、状況は変わるはずです。

食品偽装の場合も、私たちは、ほとんど見抜けていなかったわけですが、「食品偽装はよくない」というルールが、多くの人に共有されていたので、マスメディアの報道に社会全体が反応しました。

マスメディアが本気を出せば、「エビデンスの偽装」を見抜いて、その事実を人々に知らせ、正しいエビデンスに基づく情報発信を促すことができるはずですが、マスメディアは、「エビデンスの偽装」に気づいていたとしても、それを黙認し、近藤さんのセンセーショナルな主張を、そのまま取り上げてきました。

また、近藤さんとは別の話ですが、エビデンスの確立していない治療法や民間療法が、あたかも、有効性が確認された画期的な治療法であるかのように偽装されて、センセーショナルに報道されることも、日常茶飯事です。

マスメディアでは、ＥＢＭのルールよりも、センセーショナリズムが優先されるため、「エビデンスの偽装」は黙認されているのでしょう。

「食品偽装を知らなくても、高級食材だと思っておいしく食べられたのだから、それでいい」という意見と同様に、

「エビデンスの偽装を知らなくても、近藤さんの本やマスメディアの報道を信じて、納得して治療方針を決めたのだから、それでいい」という意見もあるかもしれません。

でも、偽装したエビデンスを信じたせいで、受けるべき治療を受けることなく、苦しん

で亡くなってしまったり、効果のない治療にすがって、高額のお金をつぎこんでしまったり、という患者さんの姿を見ている立場からすると、そういう意見には、あまり賛同できません。私は、患者さんを守るためにも、ＥＢＭのルールが、もっと広まったほうがよいと思っています。

本物の「芝エビ」よりも、「バナメイエビ」のほうが、プリプリしていて、エビチリに合っている、なんていう声もあるように、多様な意見や価値観があるのは、自然なことです。近藤さんのような、抗がん剤に否定的な意見があること自体も悪いことではありません。でも、その意見を、ＥＢＭのルールの中で議論したいのなら、そのルールを守るべきですし、ＥＢＭのルールがおかしい、と主張したいのであれば、エビデンスを偽装したりせず、堂々と、ＥＢＭの問題点を議論すればよいと思います。

臨床試験を行い、エビデンスをつくる際には、「人為的操作」や「思い込み」の影響が入らないように、最大限の配慮をしなければなりません。そこに疑いの余地があれば、エビデンスの信頼性の根幹にかかわるからです。

「人為的操作」や「思い込み」の影響が最も入りにくい臨床試験の形が、「ランダム化比較試験」であり、その結果だけが、「3つ星エビデンス」となります。

レストランが3つ星を獲得するのと同じくらい、3つ星エビデンスを作るのは大変なことですが、これまで、世界中の多くの患者さんのご協力を得て、3つ星エビデンスが積み重ねられ、医学が進歩してきました。

残念なことに、数年前、血圧を下げる薬の臨床試験で、人為的操作（エビデンスの偽装）が発覚し、マスメディアでも大きく報道されました。これは、EBMのルールの根幹にかかわる重大な背信行為であり、医療界では、厳しい対応が取られました。

また、「STAP細胞」を作製したという小保方晴子さんの論文に、捏造や改ざんがあったという話は、記憶に新しいところですが、この問題を巡っては、科学界のみならず、マスメディアも、過剰なまでに小保方さんを糾弾《きゅうだん》しました。

科学の世界では、厳密なルールが決められ、小保方さんのように、データを偽装したり、ルールに違反したりした場合には、厳しい対応がとられるわけですが、近藤さんは、科学雑誌ではなく、一般向けの雑誌や書籍で、好き放題の偽装を行っていて、これについては、全くおとがめなしの状況です。偽装の程度として、近藤さんのエビデンスの偽装は、STAP細胞の偽装と比べても、けっして軽いものではありませんが、マスメディアの対応が正反対なのはどうしてなのでしょうか。

マスメディアにおいても、一般社会においても、ＥＢＭのルールがもっと広まったほうが、エビデンスの偽装も少なくなり、より生産的な議論ができるようになるはずです。

いつかそういう社会になる日が来ることを願っています。

がん患者の放置はあってはならない

近藤さんの主張の三つ目の問題点は、「がん患者を放置していること」です。

本書でもたくさん登場したように、私の患者さんたちのなかで、抗がん剤を使わない選択をした方は多くおられます。私が抗がん剤治療をやめるようにすすめることもよくあります。これを「がん放置療法」と呼ぶのであれば、私も、「がん放置療法」という選択肢を積極的に取り入れているということになります。

でも、私は、抗がん剤を使わないとしても、患者さんを苦しめているものを放置することはなく、できる限りの緩和ケアを行いますし、患者さん自身を放置することはなく、責任をもって患者さんの診療を行います。それは、医者として当然のことです。がんを放置することはあっても、患者さんを放置することはけっしてありません。

ところが、近藤さんは、「医療を遠ざけたほうが、元気に長生きできる」「病院には近づかないほうがよい」と言って、ほとんどの医療を否定しています。その言葉を信じて、病気を抱えながらも、医療を遠ざけ、病院に近づかずに、家に引きこもっている患者さんも多くおられるようです。

近藤さんが、「何かあったら、私のところに駆《か》け込めばいい」と言って、受け皿を用意してくれていればいいのですが、残念ながら、そんなことはありませんので、いざ、病状が進んで、医療が必要となったときに駆け込む先は、一般の医療機関です。すでに、そういう患者さんが各医療機関で増えつつある状況です。

これは、「がん放置療法」というよりも、「がん患者放置療法」で、あまりに無責任だと思っています。

家に引きこもっている患者さんのなかには、病状や症状が進んでいながらも、「こんな状況で医療機関にかかったら、医者から、『なんでここまで放置したんだ』と怒られるのではないかと心配して、なかなか受診できずにいるという方もおられると思います。

そんな方は、ぜひ、私のところまでお越しください。これまでの選択についてとやかく言ったり、受けたくない治療を無理やり勧めたりすることはなく、じっくりと話し合い、あなたの想いに沿って、「自分らしい生き方」をサポートさせていただきます。

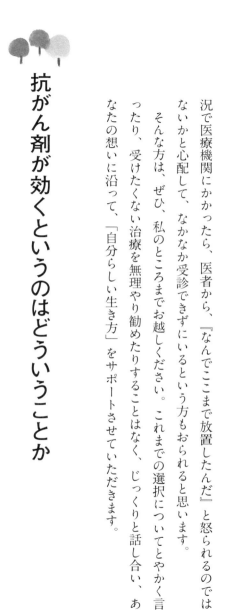

抗がん剤が効くというのはどういうことか

「文藝春秋」２０１１年1月号に、「抗がん剤は効かない」という近藤さんの文章が載った後、週刊文春２０１１年1月20日号には、「『抗がん剤は効かない』は本当か」という反論記事が載りました。書いたのは、勝俣範之《かつまたのりゆき》さんと上野直人《うえのなおと》さん。お二人とも、私の尊敬する腫瘍内科医です。

反論記事では、近藤さんの取り上げたエビデンスについて、どこまでが正しくて、どこからが偽装や誤解なのかを、丁寧に検証しています。その後、近藤さんの再反論もあり、さらに多くの人々を巻き込んで、「抗がん剤論争」は続いていますが、最近は科学とは言えない、不毛な議論に終始しているようにも見えます。

この論争は、ＥＢＭのルールにそって判断すれば、勝俣さんと上野さん、そして科学的な検証を行った、その他の多くの専門家たちのほうに軍配《ぐんばい》が上がるのですが、ＥＢＭのルールが浸透していない世の中にあっては、むしろズバッと断言する近藤さんの主張のほうが、読者の支持を得ているようです。

腫瘍内科医が、いくらエビデンスを正しく伝えようとしても、エビデンスを共通言語とする文化がなければ、そのメッセージは、読者の心には、なかなか響きません。

ただ、近藤さんのメッセージも、読者の心に響いているかと言うと、必ずしもそうではない気がします。「なんとなく抗がん剤はイヤだなぁ」と思っている人の心をつかんで、思考を停止させてしまっているか、病気や治療と向き合っている患者さんの心を乱しているだけのようにも見えます。

そもそも、医者どうしが、医者の視点だけで、「抗がん剤は効かない」とか、「いや、抗がん剤はちゃんと効く」とか、そういうことを喧々諤々《けんけんがくがく》と言い争っていても、あまり、意味がありません。医療現場で、「抗がん剤が効くかどうか」を実感するのは、医者ではなく、患者さんであり、その「効果」は、患者さんの価値観によって左右されるからです。

「抗がん剤が効く」というのには、2つのレベルがあります。

一つは、「エビデンスとして示される、客観的な効果」であり、もう一つは、「一人ひとりが実感する、主観的な効果」です。

前者は、「臨床試験の結果、ある条件を満たす患者さんの集団において、ある抗がん剤による延命効果が証明された」というように語られるもので、社会全体の利益の平均値がもっとも大きくなる、「最大多数の最大幸福」をめざすときの指標です。

後者は、一人ひとりの価値観に基づき、「その人なりの幸福」をめざすもので、その方向性は、一人ひとり違います。

エビデンスに基づいて判断するときには、前者の「効果」も参考にしますが、いざ始まった治療が、患者さんにとってプラスになっているかマイナスになっているかを判断する際には、後者の「効果」のほうが重要となります。患者さんの価値観を度外視して、効くか効かないかを判断することはできないということです。

近藤さんが、患者さん一人ひとりの価値観を考慮せず、「抗がん剤は効かない」という価値観を押しつけようとしているのもまた、問題だと感じています。

近藤さんの主張に心乱されないようにするためにも、患者さん自身が、自分なりの価値観と治療目標を持っておくことが重要でしょう。

がんとうまく長くつきあうために

患者さんにとって、「抗がん剤が効く」というのは、「治療目標に近づくこと」です。治療目標に照らして、プラスになっていると実感できれば、「効いている」と言えますし、マイナスになっていると感じるのであれば、「効いていない」ということになります。

治療目標がはっきりしていなければ、「抗がん剤が効くかどうか」を考えることはできませんし、効果を判定することもできません。

私は、進行がんの患者さんと、治療目標を話し合うとき、よくこう説明します。

「がんとうまく長くつきあうことをめざしましょう」

「うまく」というのは、がんの症状や治療の副作用で苦しむのをできるだけ避けて、いい状態を保つことであり、「長く」というのは、できるだけ長く生きることです。つまり、「延命」と「症状の緩和」を念頭に、治療目標を提示しているわけです。

ただ、「うまく」と「長く」の重みやバランスは、患者さんの価値観によって違いますので、この治療目標を押しつけるのではなく、これをきっかけに、より具体的な目標を考えていただくことが重要だと考えています。

「命の長さが延びるとしても、脱毛の副作用がある抗がん剤だけはやりたくない」と訴える患者さんがいれば、その思いを最大限尊重しながら、治療方針を話し合います。

「3ヶ月後の娘の結婚式には、なんとしても出席したい」と訴える患者さんがいれば、その想いをかなえるために最善の治療方針を話し合います。

抗がん剤論争では、抗がん剤が「効く」か「効かない」か、抗がん剤を「使うべき」か「使うべきでない」か、という議論が、さんざんされてきました。

でも、この線引きは、あまり本質的ではないと、私は思っています。

より重要なのは、「自分がどう生きたいか」という価値観であり、「抗がん剤で何をめざしたいのか」という治療目標です。それによって、「効く」の意味も違ってきますし、結果として、抗がん剤治療を受けるという判断になることもあれば、抗がん剤を受けないという判断になることもあるでしょう。

がんというのは、とても厄介な病気ですが、だからこそ、安易な考えに流されて、思考を停止してしまうのではなく、きちんと向き合い、自分なりに納得できる治療方針を考えることが大切だと思います。

おわりに
人間本来の可能性を信じて

本書は、私が一般向けの単著として出す初めての本です。学生時代から、ちょこちょこと文章を書いてきて、これまで出版の話も何度かありましたが、私の筆の遅さもあって、なかなか実現には至りませんでした。

今回、多くの方々にご支援いただいて、「がんとともに、自分らしく生きる」というタイトルもついて、この本が、ようやく日の目を見ることになりました。この一冊に、医者になってからの18年間の想いがすべて凝縮されているといっても過言ではありません。

本書では、これまでに出会った患者さんたちのエピソードや想いを紹介しながら、私なりに考えてきたことを書き綴りました。

患者さんの考え方や価値観は、本当にさまざまで、誰一人として同じことはありません。病状も治療経過もいろいろで、診察室やベッドサイドでは、いつも、迷うことばかりです。そんな悩みを、あるがままに書いてみました。

なかなかズバッと決められない私ですが、「すべては人間の幸せのために」という信念だけは揺らぐことなく、ずっと持ち続けてきたつもりです。迷うときこそ、目の前の患者さんにとっての、「幸せ」を第一に考え、患者さん自身にも、それを思い描いてもらうように心がけ、納得できる選択にたどりつくまで、じっくり語り合います。

本書では、「ＨＢＭ」（人間の人間による人間のための医療）という、私が研修医のときにつくった言葉も、紹介させていただきました。「一人ひとりの、その人なりの幸せ」をめざす、本来あるべき医療「ＨＢＭ」。特別な医療のことではなく、すべての人の手の届くところにあるはずのものです。この本を読んでくださった皆さんのもとで、「ＨＢＭ」の種が、そっと芽を生やし、皆さんなりの「幸せ」「希望」「安心」が、じわっと広がることを願っています。

最近、がんとともに、自分らしく生ききって、旅立たれた方々が話題になっています。ミュージシャンのデビッド・ボウイさんは、たくさんのメッセージをこめて作った最後のアルバム「★（ブラックスター）」をリリースした2日後に、肝臓がんで亡くなり、最期まで強烈な印象を残しました。

女優の川島なお美さんは、胆管がんと向き合いながらも、「私は最後まで女優として舞台に立ち続けたい」と、抗がん剤治療を受けない道を選び、女優として人生を全うしました。

私は、報道された情報しか知りませんので、二人の本当の想いがどんなものであったのかはわかりませんが、自分なりの生きざまを貫く姿は、多くの方に感動を与えたように思います。

先日（2016年2月9日）のNHK「クローズアップ現代」では、エネルギー政策の第一人者であった澤昭裕《さわあきひろ》さん（21世紀政策研究所研究主幹）の生きざまが取り上げられ、澤さんの担当医であった私も、少しだけ出演しました。

澤さんは、進行膵がんの厳しい現実と向き合いながらも、自分らしく生ききるために、納得できる治療を受けることにこだわりました。ご自身の目標と価値観に照らしながら、治療の選択肢一つ一つについて、リスクとベネフィットをとことん考えようとしました。正確なエビデンスを知りたいという澤さんに、医学雑誌の英語論文をそのままお見せしながら説明したこともあります。

いくつかの選択肢から、澤さんは、最も効果が高いことが証明された抗がん剤ではなく、それよりも効果が小さい可能性があるものの、比較的副作用の軽い抗がん剤を選びました。エビデンスだけでなく、人間としての価値観も重視した選択ですので、私は、いまでも、これがベストの選択であったと思っています。

澤さんは、抗がん剤治療を受けながら、スケジュールを調整して、奥様と、米国の思い出の地への旅行にも出かけました。

米国に行きたいと相談されたとき、私は、間髪入れずに賛同したうえで、

「抗がん剤治療を受けるために生きているわけではなく、自分らしく生きるために抗がん剤治療を受けているわけですから、大事な旅行を優先して、抗がん剤治療の予定を調整するのは当然のことです。それによって効果が落ちないように、また、副作用やがんの症状を抑えるように工夫するのが、私の仕事です」

と説明しました。

澤さんの旅行中の楽しそうな姿は、番組でも紹介されていました。そんな、かけがえのない時間を、そっと支えることができたことを光栄に思っています。

その後、澤さんは、最期の時間を自分らしく過ごすために、別の病院に移られました。「これを完成させるまでは死ねない」という大事な原稿を口述筆記で書き上げた2日後に、家族に囲まれて、穏やかに永眠されたということです。

すべての方が、澤さんや、デビッド・ボウイさんや、川島なお美さんように、自分の思い描いた通りに人生を生ききれるわけでも、壮絶な作品を遺せるわけでもないでしょうが、自分なりの生きざまを考え、自分らしく生ききることは、誰にでもできるはずです。それは、これまでに出会った多くの患者さんたちが、教えてくれています。

数年前、ＡＫＢ48のヒット曲「恋するフォーチュンクッキー」に合わせて、日米のがん医療に携わるスタッフがダンスを披露する動画が公開され、話題になりました。「You Tube 日米 恋する」で検索していただければヒットするはずですので、是非、ご覧になってみてください。再生回数は、約60万回を記録しているようです。

この動画には、恥ずかしながら、私の下手なダンスも一瞬だけ写っています。慣れないダンスを披露するのも「ＨＢＭ」の一つのあり方かな、と思っています。

未来はそんな悪くないよ
Hey! Hey! Hey!
ツキを呼ぶには笑顔を見せること

「恋するフォーチュンクッキー」の歌詞の一部ですが、たまには、こんなふうに楽観的に考えて、笑ってみるのもいいかもしれません。

どんな状況でも、人間は笑顔を見せることができます。がんという病気には、「不幸」「絶望」「不安」のイメージが根強くありますが、そんなイメージに押しつぶされそうになったときこそ、笑顔を作ってみてはどうでしょうか。ネガティブなイメージのほとんどは、本質的なものではありませんので、笑顔を作って、心に余裕をもって、まわりを見渡してみれば、ネガティブなイメージは薄れ、代わりに、本当の「幸せ」「希望」「安心」が見えてくるはずです。

がんが全身に転移したとしても、人間の「心」には、がんが転移することはありません。病気が、心の自由や笑顔を奪うこともありません。

パッチ・アダムスが言うように、病気があろうとなかろうと、誰もが幸せになることができるのであって、医療というのは、そのためにあります。

これからも、人間本来の可能性を信じて、患者さん一人ひとりの笑顔と未来を支えるために「ＨＢＭ」を実践していきたいと思います。

最後に、この本の完成まで私を支えてくれた多くの皆様、特に、読売新聞の連載を担当してくださった、読売新聞医療部の高梨ゆき子さん、書籍化のためにずっと奔走《ほんそう》してくださった、中野園子編集室の中野園子さん、最終的に本書をまとめてくださった、きずな出版の岡村季子さん、「日本一の腫瘍内科」をめざして一緒に走り続けている虎の門病院臨床腫瘍科のスタッフ、私の最大の理解者である妻や子どもたち、そして、がんと向き合いながら、たくさんのことを教えてくださった、私の大切な、大切な患者さんたちに、この場を借りて、心より感謝申し上げます。

愛とフォーチュン（幸運）をすべての人間に！

２０１６年２月

腫瘍内科医
高野利実

[著者プロフィール]

高野利実（たかの・としみ）

がん研有明病院 院長補佐・乳腺内科部長 腫瘍内科医

1972年東京都生まれ。1998年、東京大学医学部卒業。腫瘍内科医を志し、東京大学医学部附属病院内科および放射線科で研修。2000年より東京共済病院呼吸器科、2002年より国立がんセンター中央病院内科レジデント。2005年に東京共済病院に戻り、「腫瘍内科」を開設。2008年、帝京大学医学部附属病院腫瘍内科開設に伴い講師として赴任。2010年、虎の門病院臨床腫瘍科に部長として赴任し、3つ目の「腫瘍内科」を立ち上げた。10年間の虎の門時代は、様々ながんの薬物療法と緩和ケアを行い、幅広く臨床研究に取り組むとともに、多くの若手腫瘍内科医を育成した。2020年、がん研有明病院に乳腺内科部長として赴任し、2021年には院長補佐に就任。患者・家族支援部長、および、臨床教育研修センター長も兼任し、がん診療、研究、患者支援、教育において、新たなチャレンジを続けている。西日本がん研究機構（WJOG）乳腺委員長も務め、乳がんに関する全国規模の臨床試験や医師主導治験に取り組んでいる。

がんとともに、自分らしく生きる
希望をもって、がんと向き合う「HBM」のすすめ

2016年 4 月 1 日　第1刷発行
2022年11月 1 日　第3刷発行

著　者　高野利実
発行者　櫻井秀勲
発行所　きずな出版
東京都新宿区白銀町1-13　〒162-0816
電話03-3260-0391　振替00160-2-633551
https://www.kizuna-pub.jp/

装　幀　福田和雄（FUKUDA DESIGN）
編集協力　中野園子編集室
印刷・製本　モリモト印刷

JASRAC　出1602062-601

ISBN978-4-907072-58-2

きずな出版

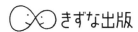